Das Ampullarium

Medikamente für den Notfallsanitäter

Das Ampullarium

Medikamente für den Notfallsanitäter

von Stefan Braunecker und Matthias Danz

2., ergänzte und aktualisierte Auflage

S+K

Verlagsgesellschaft Stumpf + Kossendey mbH, Edewecht 2018

Anmerkungen des Verlags

Bibliografische Information der Deutschen Nationalbibliothek
Die Deutsche Nationalbibliothek verzeichnet diese Publikation in der Deutschen Nationalbibliografie; detaillierte bibliografische Daten sind im Internet über http://dnb.dnb.de abrufbar.

Satz: Bürger Verlag GmbH & Co. KG, Edewecht
Umschlagbild: Bianca Hagebeuker, Olpe
Druck: Tolek Sp. z o.o., 43-190 Mikołów (Polen)

ISBN 978-3-943174-90-8

Inhalt

ABKÜRZUNGEN 7

EINLEITUNG 12

1 *Rechtliche Regelungen* 13

1.1 HEILKUNDE 15

1.2 KÖRPERVERLETZUNG UND EINWILLIGUNG 16

1.3 GARANTENSTELLUNG 18

1.4 RECHTFERTIGENDER NOTSTAND 19

1.5 ÜBERPRÜFUNG DES KOMPETENZNIVEAUS 20

1.6 STELLENWERT DES „PYRAMIDENPROZESSES“ 21

1.7 HAFTUNG 22

1.8 DELEGATION 25

1.9 BETÄUBUNGSMITTELGESETZ 26

1.10 FAZIT 28

1.11 HÄUFIG GESTELLTE FRAGEN 28

2 *Allgemeine Pharmakologie* 31

2.1 PHARMAKOKINETIK 33
2.1.1 Applikation/Resorption 33
2.1.2 Verteilung 35
2.1.3 Elimination 35

2.2 PHARMAKODYNAMIK 37
2.2.1 Wirkung 37
2.2.2 Therapeutische Breite 37
2.2.3 Agonisten und Antagonisten 38

3 *Spezielle Pharmakologie* 39

3.1 Herz-Kreislauf 40
3.1.1 Reanimation 40
3.1.2 Akutes Koronarsyndrom 42
3.1.3 Herzinsuffizienz/Lungenödem 44
3.1.4 Bradykarde Herzrhythmusstörungen 47
3.1.5 Tachykarde Herzrhythmusstörungen 47
3.1.6 Hypertensive Entgleisung 49
3.1.7 Hypotonie 51
3.1.8 Allergische Reaktion/Anaphylaxie 52

3.2 Atmung 54
Asthma/COPD 54

3.3 Stoffwechsel 57
Hypoglykämie 57

3.4 Neurologie 59
Epilepsie 59

3.5 Infektiologie 61
Sepsis 61

3.6 Intoxikation 61

3.7 Schmerz und Analgosedierung 64
3.7.1 Analgesie 64
3.7.2 Analgosedierung 67

3.8 Gastroenterologie 69
Übelkeit und Erbrechen 69

4 *Fallübungen* 71

5 *Medikamente (Steckbriefe)* 103

Anhang 139

Abbildungsnachweis 140

Autoren 141

Dank 141

Index 142

Abkürzungen

AA	absolute Arrhythmie
Abb.	Abbildung
ABCDE	Airway (Atemweg) – Breathing (Belüftung und Atmung) – Circulation (Kreislauf) – Disability (Bewusstsein und Neurologie) – Exposure/Examination (Erweiterte Untersuchung/Umgebung) (Maßnahmen- und Beurteilungsschema)
Abs.	Absatz
ACh	Acetylcholin
ACS	akutes Koronarsyndrom
ACVB	Koronararterienbypass
ad inf.	ad infinitum (unbegrenzt, unaufhörlich)
AF	Atemfrequenz
AG	Atemgeräusche
ÄLRD	Ärztlicher Leiter Rettungsdienst
ALS	Advanced Life Support (erweiterte lebensrettende Maßnahmen)
Amp.	Ampulle
APLS	Advanced Pediatric Life Support (erweiterte lebensrettende Maßnahmen bei Kindern)
ArbG	Arbeitsgericht
arr.	arrhythmisch
ASB	assistierte Spontanbeatmung
ASS	Acetylsalicylsäure
Aufl.	Auflage
AV	atrioventrikulär (auf Vorhof und Kammern bezogen)
AZ	Allgemeinzustand
Az.	Aktenzeichen
BÄK	Bundesärztekammer
bds.	beidseitig
BGB	Bürgerliches Gesetzbuch
BGH	Bundesgerichtshof
BGHSt	Entscheidungen des Bundesgerichtshofes in Strafsachen (von Mitgliedern des BGH herausgegebene Sammlung)
BMV-Ä	Bundesmantelvertrag-Ärzte
BtM	Betäubungsmittel
BtMG	Gesetz über den Verkehr mit Betäubungmitteln (Betäubungsmittelgesetz)
BZ	Blutzucker
bzw.	beziehungsweise
ca.	circa
CDU	Christlich Demokratische Union Deutschlands

Chir.	Chirurgie
COPD	Chronic Obstructive Pulmonary Disease (chronisch-obstruktive Lungenerkrankung)
COX	Cyclooxygenasen
CPAP	Continuous Positive Airway Pressure (kontinuierlicher positiver Atemwegsdruck)
CPP	Cerebral Perfusion Pressure (zerebraler Perfusionsdruck)
CPR	kardiopulmonale Reanimation
CSU	Christlich-Soziale Union in Bayern e.V.
d	Tag
DA	Dosieraerosol
dez.	dezent
DIVI	Deutsche Interdisziplinäre Vereinigung für Intensiv- und Notfallmedizin e.V.
EKG	Elektrokardiogramm
entspr.	entspricht
et al.	et alii (und andere)
etc.	et cetera
e.V.	eingetragener Verein
EVM	erweiterte Versorgungsmaßnahmen
ff.	folgend(e)
FDP	Freie Demokratische Partei
g	Gramm
G5	Glukose 5%
GABA	Gamma Amino Butaric Acid (Gammaaminobuttersäure)
GCS	Glasgow Coma Scale (Trauma Score)
GG	Grundgesetz
ggf.	gegebenenfalls
GIZ	Giftinformationszentrum
GKV	Gesetzliche Krankenversicherung
h	Stunde(n)
H	Wasserstoff
H_1, H_2	$Histamin_1$, $Histamin_2$
HAES	Hydroxyethylstärke
HeilprG	Gesetz über die berufsmäßige Ausübung der Heilkunde ohne Bestallung (Heilpraktikergesetz)
HF	Herzfrequenz
HWZ	Halbwertszeit
ICM	ischämische Kardiomyopathie
ICP	Intracranial Pressure (intrakranieller Druck)
IDDM	Insulin-Dependent Diabetes Mellitus (insulinpflichtiger Diabetes Mellitus)
I.E.	Internationale Einheit

i.m.	intramuskulär
i.n.	intranasal
i.o.	intraossär
i.v.	intravenös
K	Kalium
Kap.	Kapitel
KBV	Kassenärztliche Bundesvereinigung
KCl	Kaliumchlorid
kg	Kilogramm
kg KG	Kilogramm Körpergewicht
KHK	koronare Herzkrankheit
KTW	Krankentransportwagen, Krankenwagen
l	Liter
LAG	Landesarbeitsgericht
LM	Lindenmaier-Möhring (juristische Fachzeitschrift; Nachschlagewerk über Entscheidungen des Bundesgerichtshofes)
LSD	Lysergsäuredimethylamid
µ	Mikro-
MAD	mittlerer arterieller Druck, auch: Mucosal Atomization Device
MAP	Mean Arterial Pressure (mittlerer arterieller Blutdruck), s.a. MAD
max.	maximal
MCP	Metoclopramid
mg	Milligramm
mg/dl	Milligramm pro Deziliter (Blutzuckerkonzentration)
min	Minute(n)
ml	Milliliter
mmHg	Millimeter Quecksilbersäule (Blutdruckwert)
mmol/l	Millimol pro Liter (Blutzuckerkonzentration)
NA	Notarzt
NaCl	Natriumchlorid (Kochsalz)
NAPQI	N-Acetyl-p-benzochinonimin
NJW	Neue Juristische Wochenschrift (Fachzeitschrift)
NMDA	N-Methyl-D-Aspartat
NO	Stickstoffmonoxid
NotSanG	Gesetz über den Beruf der Notfallsanitäterin und des Notfallsanitäters (Notfallsanitätergesetz)
NRS	Numerische Rating-Skala
NSAR	nicht-steroidale Antirheumatika
NSTEMI	Non-ST-elevation myocardial infarction (Nicht-ST-Hebungsinfarkt)
NYHA	Schema zur Klassifikation der Herzinsuffizienz der New York Heart Association
o.	oder
OP	Operation

o.V.	ohne Verfasser
Pat.	Patient/Patientin
pAVK	periphere arterielle Verschlusskrankheit
PDE	Phosphodiesterase
PEA	pulslose elektrische Aktivität
PEEP	Positive Endexpiratory Pressure (positiver endexspiratorischer Druck)
p.o.	per os (durch den Mund)
POND	Positiver Druck/Position – Oxygen/Sauerstoff – Nitrate – Diuretika (Therapie bei dekompensierter Herzinsuffizienz)
Q0	Wert für die Eliminationsfraktion der Niere
RD	Rettungsdienst
Rekap.	Rekapillarisierungszeit
RettAssG	Gesetz über den Beruf der Rettungsassistentin und des Rettungsassistenten (Rettungsassistentengesetz)
RG	Rasselgeräusche
rhythm.	rhythmisch
ROSC	Return of Spontaneous Circulation (Wiederkehr des Spontankreislaufs)
RR	Blutdruck (Riva-Rocci-Messmethode)
RTW	Rettungswagen
s, sec	Sekunde(n)
S.	Seite, auch: Satz
SABA	Short Acting β_2-Agonist
SaO_2	arterielle Sauerstoffsättigung
s.c.	subkutan (unter die Haut)
SGB	Sozialgesetzbuch
SHT	Schädel-Hirn-Trauma
s.l.	sublingual (unter die Zunge)
sog.	sogenannt
SPD	Sozialdemokratische Partei Deutschlands
SpO_2	partielle Sauerstoffsättigung
Std.	Stunde(n)
STEMI	ST-elevation myocardial infarction (ST-Hebungsinfarkt)
StGB	Strafgesetzbuch
Supp.	Suppositorium
systol.	systolisch
Tab.	Tabelle
Temp.	Temperatur
TIA	transitorisch-ischämische Attacke
USA	United States of America
V.	Vene
VAG	vesikuläres Atemgeräusch
VE	Vollelektrolyt
VEL	Vollelektrolytlösung

VF	ventrikuläres Flimmern, Kammerflimmern
VHF	Vorhofflimmern
VT	ventrikuläre Tachykardie, Kammertachykardie
VwVFG	Verwaltungsverfahrensgesetz
z.B.	zum Beispiel
Z.n.	Zustand nach
ZNS	Zentrales Nervensystem

Einleitung

Das am 22. Mai 2013 mit Zustimmung des Bundesrates erlassene und am 1. Januar 2014 in Kraft getretene Gesetz über den Beruf der Notfallsanitäterin und des Notfallsanitäters (Notfallsanitätergesetz – NotSanG) schreibt die Professionalisierung der nicht-ärztlichen Berufe in der Notfallrettung fort.

Den ersten Wandlungsschritt vom reinen Transportwesen hin zur Hochleistungsmedizin am Notfallort bedeutete das 1989 nach mehr als zehnjähriger Vorbereitung erlassene Gesetz über den Beruf der Rettungsassistentin und des Rettungsassistenten (Rettungsassistentengesetz – RettAssG). In ihm wurde als höchste erreichbare berufliche Qualifikation im Rettungswesen eine zweijährige Ausbildung beschrieben, die sich in ein schulisches und ein praktisches Jahr unterteilte.

Somit wurde schon bei Inkrafttreten des RettAssG ein im Vergleich zu anderen Gesundheitsfachberufen kurzer Ausbildungszeitraum unterhalb der Alten- oder Krankenpflege auf Niveau des Pflegeassistenten gewählt. Das Ausreichen der Hauptschulbildung als Zugangsvoraussetzung unterstrich den Charakter der wenig selbstständigen, transportierenden Tätigkeit.

Mit dem Notfallsanitätergesetz wurde endlich dem umfangreichen Aufgaben- und Verantwortungsspektrum der notfallmedizinischen Assistenzberufe Rechnung getragen. Regelmäßig wird von ihnen eine kompetente medizinische Versorgung von Notfallpatienten auch ohne Anwesenheit einer Ärztin oder eines Arztes gefordert, sei es vor deren Eintreffen an der Einsatzstelle oder vor der Weiterversorgung im Krankenhaus. Auch weiterhin werden sie hierbei laut Gesetz auf eine regelhafte Ausübung der Heilkunde verzichten müssen. Innerhalb anderer rechtlicher Konstrukte aber werden von ihnen die Durchführung definierter invasiver Maßnahmen und die Gabe bestimmter Medikamente gefordert.

Dieses Buch soll angehenden Notfallsanitäterinnen und Notfallsanitätern, sei es in der Ausbildung oder Weiterqualifikation, einen fokussierten Einblick in die rechtlichen und pharmakologischen Grundlagen sowie die Eigenschaften der relevanten Medikamente geben. Spezifische Krankheitsbilder und die möglichen Therapieoptionen sollen ebenso kurz wie handlich zusammengefasst und Handlungsoptionen beim Eintreten von Komplikationen aufgezeigt werden.

Anhand von Fallbeispielen möchten wir am Ende des Buches ein erstes Gefühl für die guten Zutaten eines exzellenten Medikamentencocktails vermitteln.

1 Rechtliche Regelungen

Das am 27. Mai 2013 im Bundesgesetzblatt verkündete und am 1. Januar 2014 in Kraft getretene Gesetz über den Beruf der Notfallsanitäterin und des Notfallsanitäters (Notfallsanitätergesetz – NotSanG) löst das seit 1989 bestehende Gesetz über den Beruf der Rettungsassistentin und des Rettungsassistenten (Rettungsassistentengesetz – RettAssG) ab.

Dieses wurde „der Verantwortung und den Anforderungen an einen modernen Rettungsdienst nicht mehr gerecht“ (1).

Die Intention des Gesetzgebers war dabei, einem erweiterten Aufgabenspektrum gerecht zu werden. Explizit wird in den Erörterungen zu den Kosten von „Einsparpotentialen bei Krankenhausbehandlungen und weiteren Einsparungen durch eine Vermeidung unnötiger Notarzteinsätze“ gesprochen, implizit also davon ausgegangen, dass Einsätze, die bisher einer ärztlichen Intervention bedurften, in Zukunft zum Teil durch Notfallsanitäterinnen und -sanitäter abgearbeitet werden.

Inhaltlich jedoch ist das NotSanG ein Berufszulassungsgesetz und regelt dementsprechend nicht Tätigkeiten, sondern Zugangswege zu dem neu geschaffenen Berufsbild.

In einem kurzen Überblick über die rechtlichen Rahmenbedingungen soll deshalb nachfolgend das Berufsbild des Notfallsanitäters eingeordnet und gängigen Missverständnissen durch eine Sammlung häufig gestellter Fragen am Ende des Kapitels vorgebeugt werden.

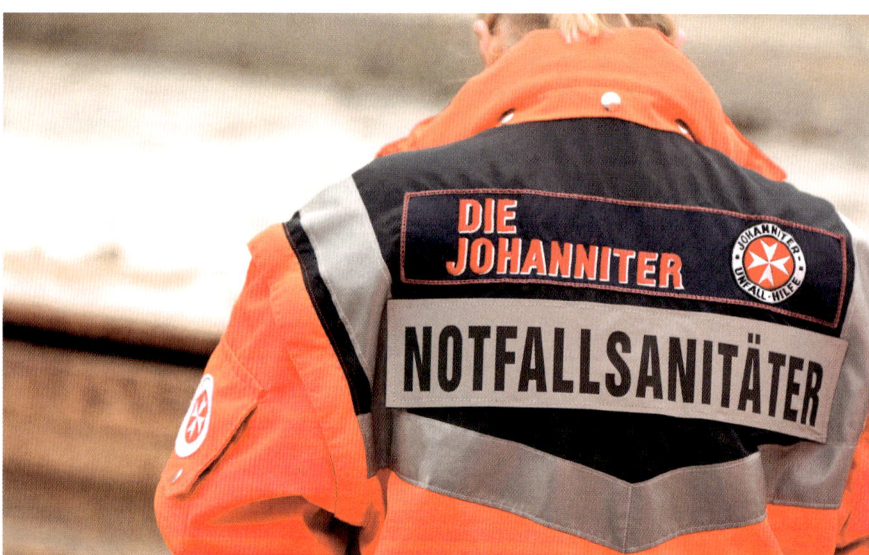

Abb. 1 ▶ Mit dem Notfallsanitäter ändert sich mehr als nur das Rückenschild.

1.1 Heilkunde

Nahezu alles, was an einem Menschen geschieht, der sich selbst oder für den sich ein anderer mit einem Hilfeersuchen an die Leitstelle gewandt hat, ist im Begriff der Heilkunde enthalten. Im „Gesetz über die berufsmäßige Ausübung der Heilkunde ohne Bestallung" (Heilpraktikergesetz – HeilprG) wird dies allgemein definiert:

§ 1 HeilprG

(1) Wer die Heilkunde, ohne als Arzt bestallt zu sein, ausüben will, bedarf dazu der Erlaubnis.
(2) Ausübung der Heilkunde im Sinne dieses Gesetzes ist jede berufs- oder gewerbsmäßig vorgenommene Tätigkeit zur Feststellung, Heilung oder Linderung von Krankheiten, Leiden oder Körperschäden bei Menschen, auch wenn sie im Dienste von anderen ausgeübt wird.
(3) Wer die Heilkunde bisher berufsmäßig ausgeübt hat und weiterhin ausüben will, erhält die Erlaubnis nach Maßgabe der Durchführungsbestimmungen; er führt die Berufsbezeichnung „Heilpraktiker".

§ 5 HeilprG

Wer, ohne zur Ausübung des ärztlichen Berufs berechtigt zu sein und ohne eine Erlaubnis nach § 1 zu besitzen, die Heilkunde ausübt, wird mit Freiheitsstrafe bis zu einem Jahr oder mit Geldstrafe bestraft.

Absatz 2 zeigt auf, dass nach geltendem Recht nicht nur die Therapie, sondern schon die Diagnosestellung, die nicht vom Nachbarn, sondern „berufs- oder gewerbemäßig ... auch im Dienste von anderen" vorgenommen wird, der Ausübung der Heilkunde entspricht. Diese Ausübung bedarf in der Bundesrepublik der Erlaubnis. Entweder der Ausübende ist „als Arzt bestallt", was sich nach der Approbationsordnung und somit nach dem ärztlichen Standesrecht vollzieht, oder er ist Heilpraktiker. Ist er nichts von beidem, so macht er sich strafbar.

Vereinzelt ist die Rechtsauffassung geäußert worden, das Heilpraktikergesetz finde im Rettungsdienst keine Anwendung, da in diesem die handelnden Personen nicht aus eigenen finanziellen Motiven als Ersatz für einen Arzt tätig würden, sondern um diesem den Patienten zuzuführen. Diese Einschätzung scheint jedoch bisher nicht durch eine entsprechende Rechtsprechung untermauert.

Zugleich ist in Arbeits- (2) und höchstrichterlichen Verwaltungsgerichtsurteilen (3) der Vorrang gesetzlicher Regelungen von Heilhilfsberufen gegenüber dem Heilpraktikergesetz beschieden worden. Eine Regelung oder ein Entscheid der widerstreitenden Rechtsauffassungen zur Tätigkeit besteht aber bis heute nicht.

Eine ebenso vertretene Interpretation fußt auf dem juristischen Prinzip *lex specialis derogat lex generali* (das spezielle Recht beschränkt das allgemeine). Hierbei wird argumentiert, dass das noch aus dem Deutschen Reich stammende, allgemeine Heilpraktikergesetz durch die spezifischen Regelungen aus dem § 4 NotSanG zu den „eigenverantwortlichen", auch invasiven Maßnahmen beschränkt wird, das Notfallsanitätergesetz gleichwohl

Vorrang vor dem Heilpraktikergesetz erhält (4). Auch diese Interpretation ist schlüssig, hat aber bisher keine rechtliche Legitimation erfahren.

Dem steht entgegen, dass im Gesetzgebungsverfahren zum Notfallsanitätergesetz durch die SPD-Fraktion ein Änderungsantrag eingebracht worden war, der das Ausüben der *„Heilkunde bis zum Eintreffen der Notärztin oder des Notarztes oder bis zu dem Beginn einer weiteren ärztlichen Versorgung"* vorsah. Dieser wurde mit den Stimmen der Fraktionen der CDU/CSU und FDP gegen die Stimmen der Fraktionen SPD, DIE LINKE. und BÜNDNIS 90/DIE GRÜNEN abgelehnt.

Für den Notfallsanitäter scheint also eine eigenständige Ausübung der Heilkunde durch den Gesetzgeber nicht grundsätzlich klar vorgesehen. Im Gegenteil: Für ihn können heilkundliche Maßnahmen zunächst unter Strafandrohung stehen.

Einen definitiven Entscheid über diese Rechtspositionen können nur zukünftige höchstrichterliche Urteile oder Gesetzesnovellen bringen. Beides ist zurzeit nicht absehbar.

1.2 Körperverletzung und Einwilligung

Jeder Heileingriff erfüllt grundsätzlich den Straftatbestand der Körperverletzung gemäß §§ 223 ff. Strafgesetzbuch (StGB). Dort sind die Tatbestände der Körperverletzung, gefährlichen Körperverletzung, Misshandlung von Schutzbefohlenen und schweren Körperverletzung definiert. Ein solcher Eingriff in die körperliche Unversehrtheit ist aber nicht rechtswidrig, wenn der Patient in die Maßnahme eingewilligt hat:

§ 228 StGB Einwilligung

Wer eine Körperverletzung mit Einwilligung der verletzten Person vornimmt, handelt nur dann rechtswidrig, wenn die Tat trotz der Einwilligung gegen die guten Sitten verstößt.

Eine solche Einwilligung ist zunächst nur bei der Fähigkeit zur Einwilligung möglich. Diese ist im Medizinrecht definiert mit:

Einwilligungsfähig ist, wer Art, Bedeutung und Tragweite (Risiken) der ärztlichen Maßnahme erfassen kann (5).

Beim Einwilligungsunfähigen, sei es aufgrund fehlenden Bewusstseins in der Reanimation oder von Einschränkungen der Erkenntnisfähigkeit beim Polytraumatisierten oder psychisch Kranken, ist auf den angenommenen Patientenwillen abzuzielen. Voraussetzung dafür ist, sich um eine ernsthafte Erforschung des mutmaßlichen Patientenwillens zu bemühen, also schriftliche (Patientenverfügung) oder mündliche (Angehörige, Bekannte, Kollegen) Quellen heranzuziehen.

MERKE

Das Vorliegen einer Patientenverfügung sagt nicht mehr aus, als dass der Patient sich allgemein schriftlich geäußert hat. Sie kann auch, entgegen der gängigen Meinung des „allgemeinen Behandlungsverzichts", Regelungen zur umfassenden Maximaltherapie beinhalten!

Die Einwilligung kann dabei sowohl durch ausdrückliche Zustimmung als auch stillschweigend durch Nicht-Widersprechen erfolgen. Wieder ist die Einwilligung nur gültig, wenn die Person über „Art, Bedeutung und Tragweite" des Eingriffs aufgeklärt wurde, jenseits der grundsätzlichen Befähigung also auch in einen Kenntnisstand versetzt wurde, der eine „Einwilligung nach erfolgter Aufklärung" möglich macht. Hierzu sind dem Patienten mitzuteilen:

- Art und Umfang des geplanten Eingriffs
- eingriffstypische Risiken *(Was kann bei einer Analgosedierung alles schiefgehen?)*
- Risiken des konkreten Eingriffs *(Welche Besonderheiten gibt es hier speziell? Nüchtern? Technische Ausstattung? Erfahrung des Anwenders?)*
- alternative Behandlungsmethoden *(Geht es auch ohne Analgesie? Reicht eine „Kopfschmerztablette"?).*

Der Umfang der erforderlichen Aufklärung nimmt dabei mit der Dringlichkeit der Maßnahme und der Einwilligungsfähigkeit des Patienten ab. Schönheitschirurgische Eingriffe bedürfen eines umfangreichen Gesprächs, die Herzdruckmassage im Rahmen der Reanimation nicht.

Vor jeder Handlung am Patienten ist also sein explizites oder implizites Einverständnis einzuholen oder vorauszusetzen. Besondere Bedeutung kommt hierbei auch der Information zu, dass etwaige heilkundliche Maßnahmen ggf. nicht durch einen Heilkundler, sondern das Rettungspersonal durchgeführt werden.

Was eine Einwilligung allerdings nicht erreichen kann, ist die Befreiung von der Strafandrohung des Heilpraktikergesetzes, also die Aufhebung eines möglichen Arztvorbehalts.

1.3 Garantenstellung

Für alle Menschen gilt die Pflicht, anderen in Not Hilfe zu leisten. Wer diese Hilfeleistung unterlässt, macht sich strafbar:

§ 323c StGB
Unterlassene Hilfeleistung

Wer bei Unglücksfällen oder gemeiner Gefahr oder Not nicht Hilfe leistet, obwohl dies erforderlich und ihm den Umständen nach zuzumuten, insbesondere ohne erhebliche eigene Gefahr und ohne Verletzung anderer wichtiger Pflichten möglich ist, wird mit Freiheitsstrafe bis zu einem Jahr oder mit Geldstrafe bestraft.

Dies betrifft, wie eingangs formuliert, auch Passanten, Nachbarn oder Zeugen. Rettungskräften kommen aber sowohl aufgrund ihrer Ausbildung als auch ihrer Funktion weitergehende Verantwortlichkeiten zu.

Von Mitarbeitern des Rettungsdienstes werden Schutz- und Beistandspflichten freiwillig übernommen. Sie werden zu sogenannten „Beschützergaranten" und es „entsteht ein Obhutsverhältnis gegenüber dem Betroffenen, das wesentlich von der Pflicht bestimmt ist, diesen vor weiteren gesundheitlichen Beeinträchtigungen zu bewahren (Garantenstellung durch die tatsächliche Übernahme der Gewähr für das Rechtsgut Gesundheit)" (6). Diese Garantenstellung hat zur Folge, dass nicht nur aktiv Hilfe zu leisten ist, sondern auch alle Maßnahmen zur Abwehr weiterer gesundheitlicher Schäden zu treffen sind. Es entsteht eine mögliche Strafbarkeit im Sinne einer Körperverletzung durch Unterlassung. Einfacher ausgedrückt: Im falschen Moment nichts zu tun, wird für Garanten ebenso bewertet, wie aktiv Schaden auszulösen.

Die eigentliche Qualifikation des Garanten ist dabei für die Verpflichtung zum Schutz unerheblich. Im Falle einer Hilfeleistung werden aber mit steigender Qualifikation auch höhere Anforderungen an die Qualität seiner Leistung gestellt.

Die bisherige und auch weiterhin fortbestehende Lösung des Dilemmas zwischen Arztvorbehalt und Garantenstellung ist der in der Gesetzgebung verankerte Ausgleich zwischen verschiedenen betroffenen Rechtsgütern, der rechtfertigende Notstand.

Praktisch bedeutet die Garantenstellung für Notfallsanitäter, dass sie nicht nur im Dienst zur Hilfeleistung verpflichtet sind, also Hilfeersuchen nicht ablehnen dürfen. Weitergehende, angemessene und von ihnen beherrschte Maßnahmen zur Abwehr von Gesundheitsschäden und Tod werden nicht nur straffrei bleiben, sie werden in gewissem Umfang sogar von ihnen erwartet.

Einen Patienten verbluten zu lassen, weil kein Tourniquet angelegt wird, einen Patienten ersticken zu lassen, weil ein erkannter Pneumothorax nicht entlastet wird, rasende Schmerzen unbehandelt zu ignorieren, all das ist in Bezug auf die Garantenstellung als möglicherweise strafwürdig zu überprüfen.

1.4 Rechtfertigender Notstand

Egal, ob man es als Notkompetenz, erweiterte Regelkompetenz oder Nothilfe bezeichnet. Alle diese Ansätze zur Legitimation nicht-ärztlichen Handelns im Rettungsdienst stellen auf den Begriff des rechtfertigenden Notstandes aus dem Strafgesetzbuch ab:

§ 34 StGB
Rechtfertigender Notstand

Wer in einer gegenwärtigen, nicht anders abwendbaren Gefahr für Leben, Leib, Freiheit, Ehre, Eigentum oder ein anderes Rechtsgut eine Tat begeht, um die Gefahr von sich oder einem anderen abzuwenden, handelt nicht rechtswidrig, wenn bei Abwägung der widerstreitenden Interessen, namentlich der betroffenen Rechtsgüter und des Grades der ihnen drohenden Gefahren, das geschützte Interesse das beeinträchtigte wesentlich überwiegt. Dies gilt jedoch nur, soweit die Tat ein angemessenes Mittel ist, die Gefahr abzuwenden.

Hier wird ein Rechtsverstoß als nicht rechtswidrig bezeichnet, wenn das Gut, das es zu schützen gilt, höher bewertet wird als das verletzte. Der Bruch einer Norm wie des Strafrechts (im Speziellen der Regelungen des StGB und HeilprG) kann durch den Schutz eines höheren Wertes wie Leben und Gesundheit gerechtfertigt werden und damit straffrei sein. Dabei entfällt nicht die Verwirklichung des Tatbestandes, wohl aber das sogenannte „Unwerturteil“ und damit die Rechtswidrigkeit des Handelns.

Entscheidend dabei ist demnach das zum Zeitpunkt der Maßnahme durch den Handelnden anzunehmende Vorliegen einer Notstandslage mit einer gegenwärtigen Gefahr für Leib und Leben des Patienten und die Art der Maßnahme. „Die vorzunehmende Notstandshandlung muss sich [...] als geeignet, erforderlich und angemessen erweisen“ (7).

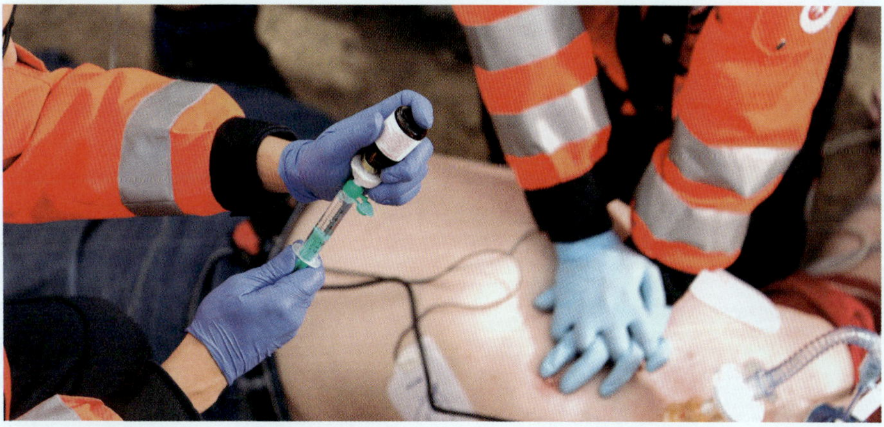

Abb. 2 ▶ Wenn es um Leib und Leben geht, ist zwar nicht jedes Mittel recht, aber jedes rechte Mittel rechtens.

In diesem Angemessenheitsgrundsatz „versteckt“ sich auch das Postulat, dass die Maßnahme durch den Anwender sicher beherrscht werden muss und die am wenigsten invasive Maßnahme zu wählen ist. Unerheblich in der Betrachtung des Notstandes ist dabei die Qualifikation des Anwenders. Lediglich die Abwägung der Rechtsgüter und die Angemessenheit der Intervention finden Eingang.

1.5 Überprüfung des Kompetenzniveaus

Wir treffen in der Bewertung einer Maßnahme hier auf die Voraussetzung des belegten Beherrschens. Das Notfallsanitätergesetz legt deren Form präzise fest:

§ 4 Abs. 2 Nr. 2c NotSanG

... eigenständiges Durchführen von heilkundlichen Maßnahmen, die vom Ärztlichen Leiter Rettungsdienst oder entsprechend verantwortlichen Ärztinnen oder Ärzten bei bestimmten notfallmedizinischen Zustandsbildern und -situationen standardmäßig vorgegeben, überprüft und verantwortet werden, ...

Der Ärztliche Leiter Rettungsdienst (ÄLRD) hat die Maßnahmen zu überprüfen und zu verantworten. Dieser Organisationsverantwortung werden nur die wenigsten durch eine Prüfung a posteriori, also eine Überprüfung der schon durchgeführten Maßnahme, begegnen. Vielmehr werden regelmäßige Überprüfungen vorgenommen werden.

Dies wird in vielen Rettungsdienstbereichen schon jetzt umgesetzt („Erweiterte Maßnahmen Prüfungen“, „EVM-Zertifizierung“). In Zukunft werden solche Überprüfungen für Notfallsanitäter die Regel sein. Hierbei geht es jedoch nur zum Teil um die beschriebene Organisationsverantwortung des ÄLRD. Ebenso wird Rechtssicherheit für die Ausführenden hergestellt, die mittels dieser Bescheinigung das Beherrschen einer Maßnahme belegen können.

Die Teilnahme an solchen Überprüfungen ist durch Arbeitsgerichte schon für die bisherigen Rettungsassistenten als Dienstverpflichtung gewertet worden (8).

1.6 Stellenwert des „Pyramidenprozesses“

Auf Initiative der Ärztlichen Leiter Rettungsdienst ist ein sogenannter „Pyramidenprozess“ angestoßen worden. Es sollte einem bundesweiten Wildwuchs an unterschiedlichen Maßnahmen vorgebeugt und, ähnlich der bisherigen Stellungnahme der Bundesärztekammer zur Notkompetenz bei Rettungsassistenten, durch Formulierung eines fachlich fundierten Erwartungshorizontes ein gewisses Maß an Sicherheit für alle Beteiligten geschaffen werden.

Gemeinsam mit medizinischen Fachgesellschaften und Interessengruppen, von den Schulen und Krankenhäusern über die Hilfsorganisationen und Kommunen bis zur Bundesärztekammer und den öffentlichen Trägern, wurde eine erste Maßnahmenliste erarbeitet, die als Blaupause für die jeweiligen Gebietskörperschaften gelten soll. Die Bezeichnung „Prozess“ spiegelt dabei die weiter anhaltenden und durch fortgesetzten, intensiven Austausch gekennzeichneten Arbeiten an diesem Katalog.

Die Auswahl der dort bezeichneten Maßnahmen und Medikamente reflektiert einen Diskussionsstand und breiten Konsens, auf dem bundesweit die Aus- und Weiterbildung wie auch der Inhalt dieses Buches fußen.

Zugleich ist sie kein Gesetzesrahmen, kein verbindlicher Kodex, der einklagbar oder dessen Überschreitung strafbewehrt wäre. Vielmehr entsprechen diese Listen einer ärztlichen Leit- oder Richtlinie.

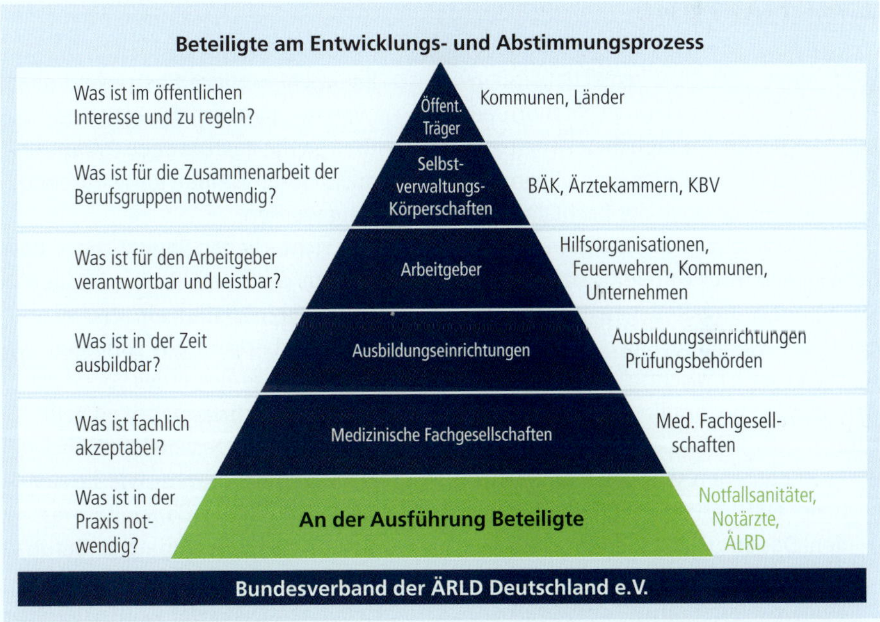
Beteiligte am Entwicklungs- und Abstimmungsprozess
Was ist im öffentlichen Interesse und zu regeln?
Öffent. Träger
Kommunen, Länder
Was ist für die Zusammenarbeit der Berufsgruppen notwendig?
Selbstverwaltungs-Körperschaften
BÄK, Ärztekammern, KBV
Was ist für den Arbeitgeber verantwortbar und leistbar?
Arbeitgeber
Hilfsorganisationen, Feuerwehren, Kommunen, Unternehmen
Was ist in der Zeit ausbildbar?
Ausbildungseinrichtungen
Ausbildungseinrichtungen Prüfungsbehörden
Was ist fachlich akzeptabel?
Medizinische Fachgesellschaften
Med. Fachgesellschaften
Was ist in der Praxis notwendig?
An der Ausführung Beteiligte
Notfallsanitäter, Notärzte, ÄLRD
Bundesverband der ÄRLD Deutschland e.V.

Abb. 3 ▶ Der Pyramidenprozess stellt eine breite Konsensbildung aller Beteiligten zur Befähigung der Notfallsanitäterinnen und -sanitäter dar.

In Bezug auf die Richtlinien der Bundesärztekammer für die Anwendung von Betäubungsmitteln urteilte der Bundesgerichtshof schon einmal:

> **„Empfehlungen der ärztlichen Berufsorganisation sind für den Richter zwar eine Entscheidungshilfe, entbinden ihn aber nicht von der Verpflichtung, auch unter Berücksichtigung abweichender Stellungnahmen der ärztlichen Wissenschaft in jedem einer Verurteilung zugrunde gelegten Einzelfall zu prüfen, […]. Die Äußerung des Vorstands der Bundesärztekammer ist keine Rechtsnorm“ (9).**

Im Ergebnis ist also festzuhalten: Weder Leitlinien noch Richtlinien sind gesetzlich oder richterlich definiert. Einer richterlichen Entscheidung liegt eine Leitlinie jedoch oft zugrunde. Sie bildet dann einen Bezugsrahmen zum „aktuellen Stand der Wissenschaft“.

Was der Pyramidenprozess aber widerspiegelt, ist ein breiter fachlicher Konsens. Deutlich breiter als die schon früher als Maßstab dienende „Stellungnahme der Bundesärztekammer zur Notkompetenz von Rettungsassistenten und zur Delegation ärztlicher Leistungen im Rettungsdienst“ (10). Auch wenn somit dieser Aufstellung keine normative Kraft innewohnt, ist sie ein Meilenstein, von dem abzuweichen in jedem Einzelfall, in Streichung wie Ergänzung, nur gut begründet möglich sein wird.

1.7 Haftung

Dies leitet über zur entscheidenden Frage der Haftung. Denn Rechtsnormen hin oder her, in der täglichen Arbeit am Menschen ist es sinnlos, sich allgemein und theoretisch nach der Rechtslage zu befragen. Mögliche zivil- wie strafrechtliche Folgen ihres Handelns sind für die Kolleginnen und Kollegen jedoch von existenzieller Bedeutung.

Dabei ist es wichtig, sich ein paar Grundsätze nochmals vor Augen zu führen:

- Es ist zwischen straf- und zivilrechtlicher Haftbarkeit zu unterscheiden. Das Strafrecht wendet sich immer direkt an den Handelnden, eine „Inschutznahme“ der Mitarbeiter durch den Träger des Rettungsdienstes ist also nicht möglich. Das Zivilrecht hingegen betrachtet den „Vertragspartner“ des Patienten. Dies ist die ausführende Organisation, in deren Namen die Mitarbeiter tätig werden.
- Alle richterlichen Bewertungen haben aus der Sicht des Handelnden zu erfolgen. Egal, ob ein strafrechtlicher Tatbestand, das Vorliegen eines Notstandes, eines Vorsatzes oder einer Fahrlässigkeit zu beurteilen ist. Dies geschieht im Rückgriff auf die Situation, wie sie sich dem Handelnden darstellte. Was sich im weiteren Verlauf an Befunden („Weisheit des Pathologen“) erheben lässt, ist zwar wahrscheinlich ausschlaggebend dafür, ob es zum Prozess gekommen ist und stellt

auch den Kontext der Beurteilung dar (Sachverhalt). Einzunehmen ist aber die Perspektive und zugrunde zu legen ist das Wissen zum Zeitpunkt der Maßnahme.

- Staatsanwälten wie Richtern ist durchaus klar, unter welchem Druck, mit welcher insbesondere auch emotionalen Belastung und mit welchen Einschränkungen rettungsdienstliche Tätigkeit verbunden ist. Auch dies findet, wenn auch nicht unbedingt rechts-begrifflich, Eingang in ein etwaiges Urteil.

Die strafrechtliche Haftung in Fällen von Körperverletzung, auch durch Unterlassen, oder Verstößen gegen das Heilpraktikergesetz richtet sich wie beschrieben an den einzelnen Mitarbeiter und ist durch Geldbuße oder gar Haft bewehrt.

Zivilrechtlich entsteht die Schadensersatzpflicht aus dem Bürgerlichen Gesetzbuch:

§ 823 BGB Schadensersatzpflicht

(1) Wer vorsätzlich oder fahrlässig das Leben, den Körper, die Gesundheit, die Freiheit, das Eigentum oder ein sonstiges Recht eines anderen widerrechtlich verletzt, ist dem anderen zum Ersatz des daraus entstehenden Schadens verpflichtet.

Im Falle des Todes treten gemäß § 844 BGB noch weitergehende, auch sorgerechtliche Ansprüche Dritter (z.B. Verwandter) hinzu. Abgesehen von den Beerdigungskosten (Abs. 1) ist auch eine Geldrente an die Hinterbliebenen vorgesehen (Abs. 2), wenn der Getötete unterhaltspflichtig war oder werden konnte (Stichwort: Tod eines Familien-

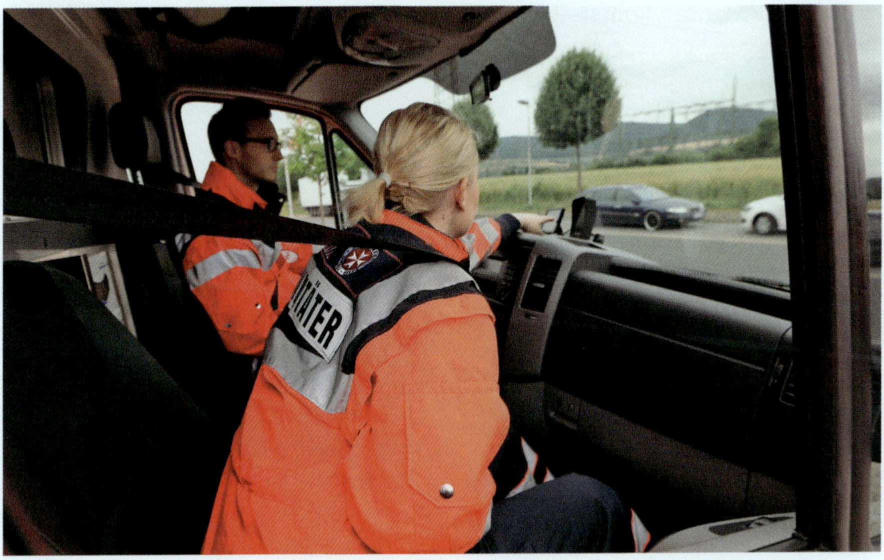

Abb. 4 ▶ Welche Anforderungen an die Einsatzkräfte regelhaft gestellt werden und welchen Belastungen sie in kritischen Situationen ausgesetzt sind, wird von Gerichten regelhaft in die Beurteilung von Sachverhalten mit einbezogen.

ernährers). Die Besonderheiten des Rettungsdienstes umfassen aber unter anderem, dass dieser nicht einem frei auch für Privatunternehmen zugänglichen Markt entspricht, sondern mithin eine öffentliche Aufgabe darstellt. Die Patientenversorgung (ein Behandlungs- und Transportvertrag) ist somit ein öffentlich-rechtlicher Vertrag nach dem Verwaltungsverfahrensgesetz (VwVfG). Es gelten zwar weiter die Vorschriften des BGB (11), aber zivilrechtlich bekleiden die Mitarbeiter des Rettungsdienstes, auch wenn sie nicht – wie mittlerweile vielerorts – öffentlichen Angestellte sind, ein öffentliches Amt.

Zivilrechtliche Ansprüche richten sich also gegen den Träger des Rettungsdienstes. Man spricht hierbei von der Amtshaftung des Hoheitsträgers. Der Amtsträger soll nicht durch andauernde Furcht aufgrund der ggf. existenzbedrohenden Strafen in seiner Tätigkeit eingeschränkt sein.

Art. 34 GG

Verletzt jemand in Ausübung eines ihm anvertrauten öffentlichen Amtes die ihm einem Dritten gegenüber obliegende Amtspflicht, so trifft die Verantwortlichkeit grundsätzlich den Staat oder die Körperschaft, in deren Dienst er steht. Bei Vorsatz oder grober Fahrlässigkeit bleibt der Rückgriff vorbehalten. Für den Anspruch auf Schadensersatz und für den Rückgriff darf der ordentliche Rechtsweg nicht ausgeschlossen werden.

§ 839 BGB Haftung bei Amtspflichtverletzung

(1) Verletzt ein Beamter vorsätzlich oder fahrlässig die ihm einem Dritten gegenüber obliegende Amtspflicht, so hat er dem Dritten den daraus entstehenden Schaden zu ersetzen. Fällt dem Beamten nur Fahrlässigkeit zur Last, so kann er nur dann in Anspruch genommen werden, wenn der Verletzte nicht auf andere Weise Ersatz zu erlangen vermag.

(2) Verletzt ein Beamter bei dem Urteil in einer Rechtssache seine Amtspflicht, so ist er für den daraus entstehenden Schaden nur dann verantwortlich, wenn die Pflichtverletzung in einer Straftat besteht. Auf eine pflichtwidrige Verweigerung oder Verzögerung der Ausübung des Amts findet diese Vorschrift keine Anwendung.

(3) Die Ersatzpflicht tritt nicht ein, wenn der Verletzte vorsätzlich oder fahrlässig unterlassen hat, den Schaden durch Gebrauch eines Rechtsmittels abzuwenden.

Der Träger des Rettungsdienstes wird jedoch prüfen müssen, ob der Ausführende wiederum ihm gegenüber schadensersatzpflichtig ist. Dies ist der Fall bei Vorsatz oder grober Fahrlässigkeit.

Keine Gültigkeit hat die Amtshaftung allerdings bei rein privatrechtlich zu bewertenden Verhältnissen, wie z.B. dem Sanitätsdienst bei Veranstaltungen. Hier sind aber zivilrechtliche Regelungen zur Arbeitgeberhaftung häufig.

1.8 Delegation

Bisher außer Acht gelassen wurde der Begriff der Delegation. Delegation bedeutet im Allgemeinen die Übertragung von Zuständigkeiten und Befugnissen von einer in einem hierarchischen System führenden auf eine nachgeordnete Instanz.

Wieder spannt sich die Ausformung für den Medizinbereich zwischen Strafrecht, Zivilrecht und berufsspezifischen Regelungen auf.

Strafrechtlich wurden die Grenzen der Delegation im historischen Kontext sehr eng gesetzt. Der Bundesgerichtshof hatte in einem Fall zu entscheiden, in dem es durch einen fehlerhaften Tubus zu einem hypoxischen Hirnschaden gekommen war. Ausgehend von der Frage, ob der behandelnde Arzt sich persönlich von der einwandfreien Funktion des (damals noch wiederverwendbaren) Tubus hätte vergewissern müssen, wurde allgemein und für alle Bereiche formuliert: „Ein persönliches Eingreifen des Arztes ist vielmehr grundsätzlich nur zu fordern, wo die betreffende Tätigkeit gerade beim Arzt eigene Kenntnisse und Kunstfertigkeiten voraussetzt." (12)

Hier findet sich eine Anlehnung an das Heilpraktikergesetz, das Diagnose und Therapieentscheidung fest in das „persönliche Eingreifen des Arztes", mithin als undelegierbar klassifizieren würde.

Aus dem Bereich der gesetzlichen Krankenkassen (GKV) besteht zwischen Ärzten und dem GKV-Spitzenverband ein sogenannter Bundesmantelvertrag-Ärzte (BMV-Ä), der das Sozialgesetzbuch (SGB) ergänzt und präzisiert. In einer Anlage zum BMV-Ä wird festgelegt:

> „Nicht delegierbare Leistungen des Arztes [sind] die Anamnese, Indikationsstellung, Untersuchung des Patienten einschließlich invasiver diagnostischer Leistungen, Diagnosestellung, Aufklärung und Beratung des Patienten, Entscheidungen über die Therapie und Durchführung invasiver Therapien und operativer Eingriffe."

Für die bei ihnen versicherten Patienten erwarten die Krankenkassen also, dass die genannten Leistungen nicht durch irgendwen, sondern vom Rechnung stellenden Arzt selbst geleistet werden.

Weiter heißt es:

> „Unabhängig von der schriftlich fixierten Weisungsbefugnis hat der delegierende Arzt hinsichtlich der delegierten Leistung eine Auswahl-, Anleitungs- und Überwachungspflicht. [...] Es gilt der Grundsatz, dass die Delegation regelmäßig die Anwesenheit des Arztes beziehungsweise dessen kurzfristige Erreichbarkeit in der Praxis oder im Krankenhaus voraussetzt." (13)

Eine Delegation ist in diesem Rechtsverständnis nur im Rahmen persönlicher Anwesenheit und enger Kontrolle möglich. Dies verweist darauf, dass die Verantwortung für die Maßnahme in jedem Fall beim delegierenden Arzt verbleibt. Sollte es zu Fehlhandlungen kommen, so ist er zunächst für die sorgsame Auswahl des die Delegation empfangenden Personals, dessen umfängliche Anleitung und die regelmäßige und gewissenhafte Kontrolle ihrer Tätigkeit verantwortlich.

Der Rechtsrahmen der Delegation ärztlicher Leistungen wurde für die in Krankenhaus und Niederlassung geltende Praxis erstellt. Für den Bereich des Rettungsdienstes gelten sie nur eingeschränkt.

Übertragbar sind aber ihre Grundlagen. Insbesondere die sich wiederholende Negativdefinition, also Festlegungen darüber, was nicht übertragbar sei: „Dem Arzt vorbehalten und damit nicht delegationsfähig, sind spezifisch ärztliche Leistungen: Das Stellen der Diagnose und die therapeutische Entscheidung.“ (14)

Immer ist dabei die körperliche Anwesenheit am oder in der Nähe des Einsatzortes vorausgesetzt. Eine Delegation via Telefon oder selbst Telemedizin ist trotz der bisherigen Erfahrungen, z.B. aus den Aachener Pilotprojekten, nicht rechtens: „Auch bei telemedizinischen Verfahren ist zu gewährleisten, dass eine Ärztin oder ein Arzt die Patientin oder den Patienten unmittelbar behandelt.“ (15) „Der Tele-Notarzt kann und soll den Notarzt nicht ersetzen.“ (16)

Eine Delegation von therapeutischen Maßnahmen alleinig durch Schaffung von Handlungsrichtlinien ist somit nach derzeitiger Rechtslage nicht möglich.

1.9 Betäubungsmittelgesetz

Das Gesetz über den Verkehr mit Betäubungsmitteln (Betäubungsmittelgesetz – BtMG) regelt den Umgang mit Substanzen, die in drei dem Gesetz zugehörigen Anlagen bezeichnet werden. Anlage 1 umfasst dabei die nicht verkehrsfähigen Betäubungsmittel, bei denen Handel wie Abgabe verboten sind (z.B. Mescalin oder LSD). In Anlage 2 werden die verkehrs-, aber nicht verschreibungsfähigen Substanzen zusammengefasst. Sie können als Grundlage für die Medikamentenherstellung dienen, dürfen aber nicht direkt an Patienten abgegeben werden (z.B. Cannabis [Rohsubstanzen], Kokain oder Methamphetamin). Die in der Anwendung relevanten verkehrs- und verschreibungsfähigen Substanzen werden in Anlage 3 aufgeführt. Hier finden sich z.B. Amphetamine, Opiate, Midazolam mit Einheitsgrößen über 15 mg und wiederum Cannabis als Fertigpräparat. In § 13 wird die Abgabe geregelt:

§ 13 BtMG Verschreibung und Abgabe auf Verschreibung

(1) Die in Anlage III bezeichneten Betäubungsmittel dürfen nur von Ärzten, Zahnärzten und Tierärzten und nur dann verschrieben oder im Rahmen einer ärztlichen, zahnärztlichen oder tierärztlichen Behandlung einschließlich der ärztlichen Behandlung einer Betäubungsmittelabhängigkeit verabreicht oder einem anderen zum unmittelbaren Verbrauch oder nach Absatz 1a Satz 1 überlassen werden, wenn ihre Anwendung am oder im menschlichen oder tierischen Körper begründet ist.

Verstöße gegen die ärztliche Abgabebeschränkung werden mit § 29 BtMG Abs. 1 Nr. 6b unter Strafe gestellt. Anders als bei dem nicht unumstrittenen Geltungsbereich des Heilpraktikergesetzes steht die Anwendung von Opiaten am Patienten durch Notfallsanitäterinnen und Notfallsanitäter sicher zunächst unter Strafe.

Die Intention des Gesetzgebers im Hinblick auf den Notfallsanitäter ist in einem Antwortschreiben des Bundesgesundheitsministeriums, namentlich des Bundesgesundheitsministers Hermann Gröhe, auf eine Anfrage der CDU-Abgeordneten Ina Scharrenbach im nordrhein-westfälischen Landtag geäußert worden. Die Aufnahme von Opiaten in den Medikamentenkatalog wird von Gröhe mit einem Hinweis auf die zeitnahe Versorgung von Notfallpatienten mit Schmerzmitteln ausdrücklich begrüßt. Weiter führt er aus, § 13 BtMG eröffne auch die Möglichkeit der Gabe auf ärztliche Weisung, im rettungsdienstlichen Fall quasi im Vorgriff zur Inaugenscheinnahme durch einen behandelnden Arzt, ggf. auch im Krankenhaus. Ob diese Auffassung den viel zu engen Grenzen und Anforderungen an eine ärztliche Delegation standhält, ist jedoch fraglich.

Ebenso wie bei den Betrachtungen zum Heilpraktikergesetz kann aber im Rahmen des rechtfertigenden Notstands das „Unwerturteil" des Tatbestands entfallen. Eine Abgabe im Notfall und unter Berücksichtigung des Angemessenheitsgrundsatzes (geeignet, beherrscht) wird deshalb absehbar ohne Strafe bleiben.

Der nun auch von höchster Stelle als äußerst wünschenswert zu erachtenden Gabe von Opiaten bei Notfallpatienten steht die Rechtslage bei Beachtung von Eignung, Sorgfalt und Indikation deshalb im Wege. Der Grat zur Strafbarkeit ist in der Anwendung von Betäubungsmitteln aber nochmals schmaler.

1.10 Fazit

Klare und eindeutige gesetzliche Regelungen zur Schaffung einer Regelkompetenz zur Medikamentengabe durch Notfallsanitäterinnen und -sanitäter bestehen nicht.

Auch in Zukunft wird sich der Zumessungsrahmen am rechtfertigenden Notstand orientieren. Besteht Gefahr für Leib und Leben oder das Risiko einer Zustandsverschlechterung, dann sind die angemessenen Maßnahmen auch durch nicht-ärztliches Personal rechtssicher durchführbar.

Maßstab des Angemessenheitsgrundsatzes werden dabei der Pyramidenprozess bzw. dessen Nachfolgegremium „Regelmäßige Konferenz für den Rettungsdienst (ReKoRD)“ und andere Leitlinien, die Qualifikation des Personals und die Eignungsfeststellung des Anwenders in der regelmäßigen Überprüfung (durch den Ärztlichen Leiter Rettungsdienst) sein.

„Ein innerhalb des Kompetenzrahmens durchgeführter Eingriff wird regelmäßig weder die Voraussetzung des § 823 Bürgerliches Gesetzbuch (BGB) erfüllen, noch kann allein aufgrund des eigentlich bestehenden Verstoßes gegen den Arztvorbehalt der Vorwurf der Sorgfaltswidrigkeit gegenüber dem Rettungsdienstpersonal erhoben werden.“ (17)

Eine allgemeine Handlungsfreigabe zur Ausübung der Heilkunde existiert aber nicht.

1.11 Häufig gestellte Fragen

Was darf ich denn als Notfallsanitäter noch, wenn schon keine Heilkunde ausüben?

Die Aufgabe, Menschen bei Verletzungen, Vergiftungen oder Erkrankungen qualifizierte medizinische Hilfe zukommen zu lassen, liegt nicht nur innerhalb der Möglichkeiten der Notfallsanitäterinnen und -sanitäter, sondern gehört, wie dargelegt, sogar zu ihren ureigensten Pflichten. Um Leben zu retten, Leid zu lindern und Schaden von Patienten abzuhalten, sind dafür im Notfall alle angemessenen Mittel anwendbar. Durch die inhaltliche Erweiterung des Angemessenheitsgrundsatzes mittels intensiverer Ausbildung, Anleitung und Überprüfung erschließen sich alle im Notfallsanitätergesetz formulierten Ausbildungsziele auch der Patientenversorgung. Sorgfalt, Besonnenheit und Verantwortung schützen dabei Anwender und Patienten.

Muss ich das als Notfallsanitäter alles machen?

„Alles“ auf gar keinen Fall. Die Garantenstellung anerkennend hat der Gesetzgeber von der pauschalen Übertragung der Heilkunde abgesehen. Es kann von keiner Notfallsanitäterin und keinem Notfallsanitäter erwartet werden, einen Notarzt zu ersetzen. Auch in der klinischen Ausbildung wird von Ärzten, die keinen Facharztstatus besitzen, keinesfalls erwartet, selbstständig Maßnahmen beliebiger Komplexität auszuführen. Wohl aber erhöht sich der Anspruch an die Qualität dessen, was im Rahmen der Garantenpflicht zum Schutz von Leib und Leben erwartet werden kann.

Worüber muss ich denn einen Patienten jetzt aufklären?

Der einwilligungsfähige Patient ist über jedwede eingeleitete Maßnahme, die Indikation und die möglichen Komplikationen zu informieren. Je dringlicher die Situation, desto knapper kann diese Aufklärung sein. Auch die Information über den eigenen Qualifikationsstand hat, in von der Dringlichkeit abhängigem Umfang, zu erfolgen („Ich lindere jetzt Ihre Schmerzen und bringe Sie dann zum Arzt“).

Wer wird denn verklagt, wenn etwas passiert?

Strafrechtlich der Notfallsanitäter/die Notfallsanitäterin, wobei zunächst auf den Straftatbestand geprüft und dann nach Rechtfertigungs- (Notstand, Notwehr, Einwilligung) bzw. Entschuldigungsgründen (entschuldigender Notstand, Nötigungsnotstand, Pflichtenkollision) gesucht wird.

Zivilrechtlich wird zunächst die durchführende Organisation haftbar gemacht. Nur bei Vorsatz oder grober Fahrlässigkeit ist mit einer schlussendlichen Haftung durch den Notfallsanitäter/die Notfallsanitäterin zu rechnen.

Quellen und Literatur:

1. Deutscher Bundestag, Drucksache 17/12524 vom 27.02.2013.
2. ArbG Koblenz, Urteil vom 07.11.2008, Az.: 2 Ca 1567/08.
3. Bundesverwaltungsgericht, Urteil vom 26.8.2009, Az.: 3 C 19/08.
4. Walus A (2016) Die notfallmedizinische Heilkundequalifikation von Notfallsanitätern aus juristischer Sicht. In: Rettungsdienst 39 (1): 73–79.
5. BGH NJW 1972, 335.
6. BGH, Beschluss vom 25.04.2001, Az.: 1 StR 130/01.
7. Lissel PM (2011) § 23, Rn. 54. In: Ratzel R, Luxenburger B (Hrsg.) Handbuch Medizinrecht. 2. Aufl., Bonn: Deutscher Anwaltverlag.
8. LAG Rheinland-Pfalz, Urteil vom 23.01.2013, Az.: 8 Sa 355/12.
9. BGHSt 37, 385, 386.
10. http://www.bundesaerztekammer.de/richtlinien/empfehlungenstellungnahmen/notfall-rettungsdienst/
11. § 62 S. 2 VwVfG.
12. BGH, Urteil vom 24.06.1975, Az.: VI ZR 72/74.
13. Krull B (2015) Delegation ärztlicher Leistungen an nichtärztliches Personal: Möglichkeiten und Grenzen. In: Dtsch Ärztebl 112 (3): 2–4.

14. BÄK (1992) Stellungnahme der Bundesärztekammer zur Notkompetenz von Rettungsassistenten und zur Delegation ärztlicher Leistungen im Rettungsdienst.
15. BÄK (2015) (Muster-)Berufsordnung für die in Deutschland tätigen Ärztinnen und Ärzte – MBÖ-Ä 1997 – in der Fassung des Beschlusses des 118. Deutschen Ärztetages 2015 in Frankfurt am Main, § 7 Abs. 4 S. 2.
16. Zitat von Univ.-Prof. Dr. med. Rolf Rossaint (Uniklinik RWTH Aachen), erschienen in: Fischer J (2014) Der Tele-Notarzt in Aachen: Ein Modell für die Versorgung von morgen? In: Rheinisches Ärzteblatt 12/2014: 18.
17. Ohr T (2005) Wie verbindlich ist die Stellungnahme der Bundesärztekammer zur Notkompetenz? In: Notfall Rettungsmed 8 (6): 440–443.

2 Allgemeine Pharmakologie

Die Pharmakokinetik beschreibt die Prozesse, denen eine Substanz im Körper unterliegt. Sie betrachtet dabei den Weg von der Aufnahme bis zur Ausscheidung und liefert für jeden Körperbereich (Kompartiment) einen Dosisverlauf.

Was dabei als Wirkung des Pharmakons beispielsweise am Rezeptor ankommt, wird durch die Pharmakodynamik beschrieben. Sie betrachtet alle biochemischen und physiologischen Effekte der Substanz im Körper und liefert eine Beschreibung der erwünschten wie unerwünschten Wirkungen.

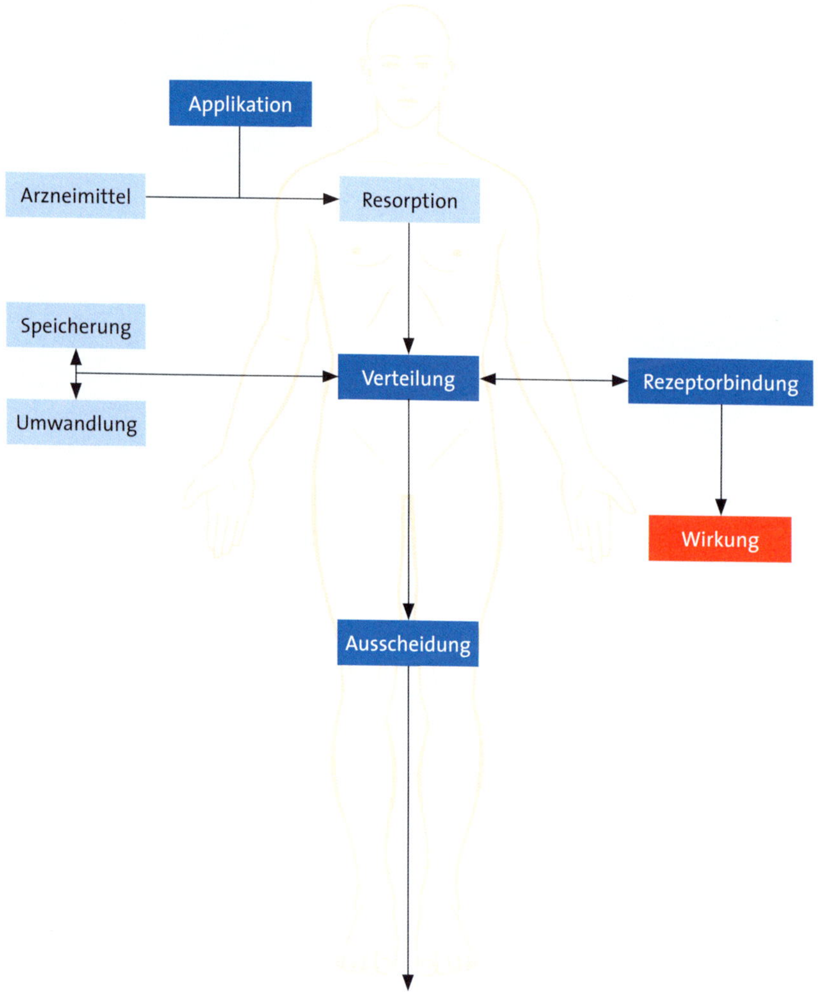

Abb. 1 ▶ Schematische Darstellung der Pharmakokinetik

2.1 Pharmakokinetik

2.1.1 Applikation/Resorption

Wirkstoffe können auf unterschiedlichstem Weg in den Körper eingebracht werden. Sie unterscheiden sich insbesondere in Bezug auf die Verfügbarkeit und die resultierende Blutdosiskurve.

Einnahmewege ohne technische Hilfen sind das Einatmen (per inhalationem), Schlucken (per os) oder das Aufbringen auf die Haut bzw. weitere Schleimhäute (bukkal, lingual, nasal, rektal etc.). Mit technischer Hilfe lässt sich direkt der Blutstrom (intravenös, -arteriell, -ossär) oder das Gewebe (intramuskulär, subkutan) erreichen.

Ausdruck eines ungehinderten Zugangs des Pharmakons ist die sogenannte *Bioverfügbarkeit*. Sie bezeichnet den Anteil des Wirkstoffs, der nach Verabreichung im Plasma erscheint. Naturgemäß beträgt sie bei intravenöser Gabe 100%. Bei den anderen Zugangswegen hängt sie von der Aufnahme und der Erstelimination in der Leber, dem *First-pass-Effekt* ab. Dieser sagt aus, wie hoch der Anteil der Substanz ist, der nach Aufnahme über den Darm schon direkt in der Leber verstoffwechselt wird, ohne dass er je die freie Blutbahn erreicht.

▶ per os

Die Zufuhr durch Schlucken ist beim wachen Patienten mit ausreichenden Schutzreflexen schnell und, je nach Größe der zugeführten Wirkstoffform, unkompliziert möglich. Zugleich wird der Wirkstoff über einen längeren Zeitraum über den Darm in die Blutbahn aufgenommen. Nachteilig ist das langsame Anschlagverhalten, das bei Aufnahme über die Magenschleimhaut bei mindestens einer halben Stunde liegt. Bei eingeschränktem Kreislauf und damit verbundener herabgesetzter Durchblutung des Magen-Darm-Traktes kann die Aufnahme deutlich verzögert bis unmöglich sein.

Rettungsdienstliche Anwendung findet der Weg per os bei der Gabe von Thrombozytenaggregationshemmern beim Herzinfarkt oder bei der Verabreichung von Aktivkohle im Rahmen von Vergiftungen.

▶ sublingual/bukkal

Von der oralen Gabe durch Schlucken ist die Gabe unter die Zunge (sublingual) oder über die Wangenschleimhaut (bukkal) zu unterscheiden. Die Resorption im Mundraum erfolgt deutlich schneller als in tieferen Abschnitten des Gastrointestinaltraktes. Da der venöse Abstrom die Leber und damit einen etwaigen ersten Abbau des Wirkstoffs umgeht („First-pass-Effekt"), ist zudem die resultierende Blutkonzentration in den meisten Fällen erhöht.

Anwendung findet die sublinguale Gabe insbesondere beim Nitroglycerin-Spray, Lorazepam (Tavor®) und Nitrendipin (Bayotensin®). Bukkal werden zunehmend Opiate (als Lutscher) in der Therapie von Durchbruchschmerzen eingesetzt. Das häufig auftretende Problem, Notfallpatienten zum Öffnen des Mundes und Heben der Zunge zu bewegen, wirft die Frage nach den Unterschieden der Schleimhäute im Mundraum auf. Im Vergleich der Nitrat-

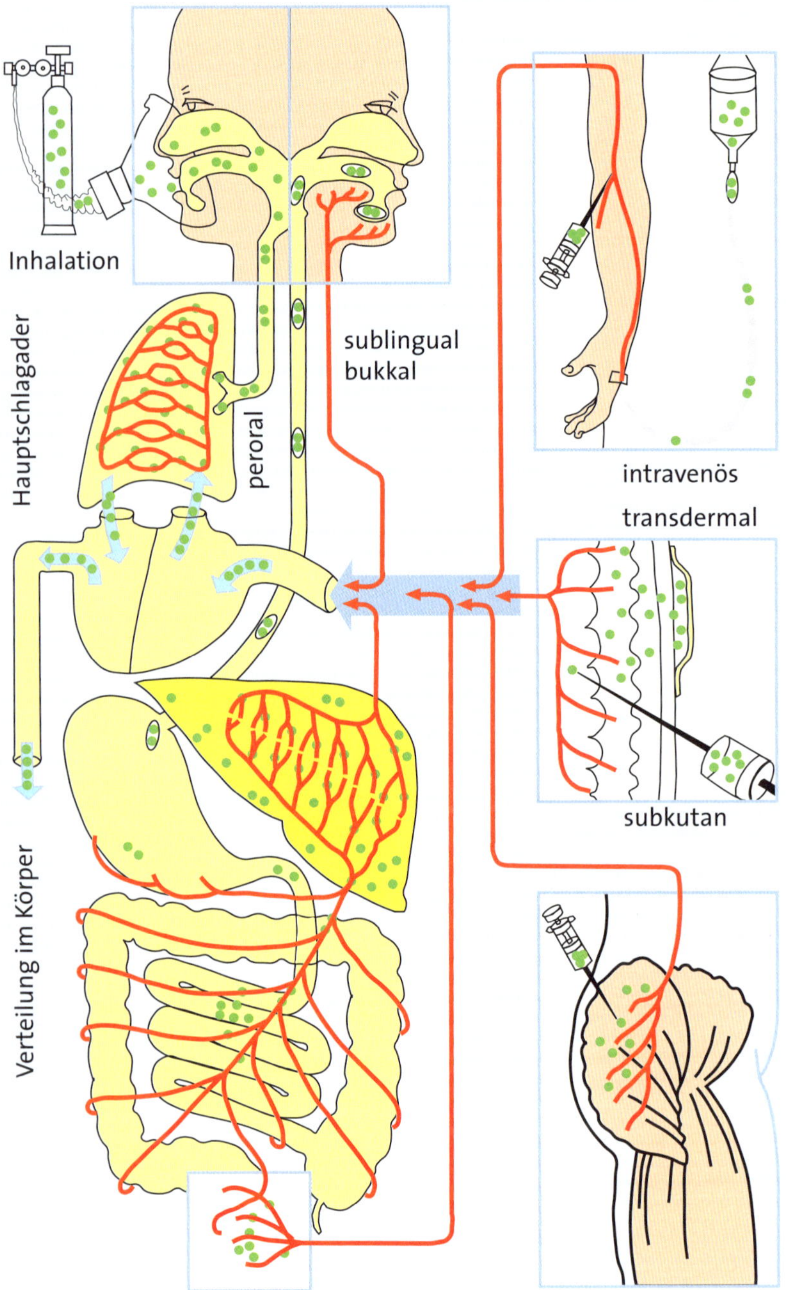

Abb. 2 ▶ Applikationsarten

aufnahme konnten Pimlott und Addy (1) schon 1985 zeigen, dass auch bei bukkaler Gabe zwar etwas geringere, aber therapeutische Blutspiegel erzielt werden konnten.

Kurz: Auch ein intraoraler Sprühstoß oder eine Tabletteneinlage in die „Backentasche" liefert relevante, wenn auch etwas niedrigere Wirkstoffkonzentrationen im Blut.

▶ rektal

Die Schleimhaut des Enddarms kann sowohl durch Suppositorien („Zäpfchen") als auch Flüssigkeiten erreicht werden. Beispiele sind die Anwendung von Paracetamol, Prednison (Rectodelt®), Diazepam (Valium®) oder Thiopental (Trapanal®). Vorteilhaft ist die unkomplizierte Anwendung auch beim bewusstseinsgeminderten Patienten, hinderlich die unkontrollierte Resorption, das verzögerte Anschlagen und der beim Erwachsenen schambehaftete Zugangsweg. Durch den venösen Abstrom der unteren rektalen Bereiche über die V. iliaca wird auch bei rektaler Anwendung die Leber, und damit ein First-pass-Effekt, umgangen.

2.1.2 Verteilung

Nach erfolgreicher Resorption verteilt sich ein Pharmakon zügig über die Blutbahn im gesamten Körper. Je nach Fettlöslichkeit verteilt es sich unterschiedlich stark in die verschiedenen Gewebe und überwindet auch in unterschiedlichem Maße natürliche Barrieren. So sind rein wasserlösliche Stoffe kaum ohne aktiven Transport in der Lage, in das Zentralnervensystem zu gelangen. Als Folge müssen die höchsten Wirkstoffmengen nicht unweigerlich am geplanten Wirkort vorherrschen. Häufig verteilen sich Substanzen zunächst in die Gewebe und strömen von dort sekundär den Wirkort an.

Hierbei wird das *Verteilungsvolumen* als fiktive Größe angegeben, in der sich ein Pharmakon scheinbar verteilt. Wird es zum Beispiel in hohem Maße im Fettgewebe gespeichert, finden sich nach der Gabe nur sehr geringe Plasmaspiegel. Es erscheint so, als habe sich der Wirkstoff in einer großen Menge Flüssigkeit verteilt, sein Verteilungsvolumen ist demnach sehr groß. So kann ein Pharmakon problemlos ein Verteilungsvolumen von mehr als dem Körpereigenvolumen des Patienten erreichen, schließlich betrachten wir ja nur den Plasmaspiegel. Dementsprechend wird es in der Einheit *Liter pro Kilogramm Körpergewicht* angegeben.

2.1.3 Elimination

Ein Wirkstoff hat, wenn er nicht wie beispielsweise Glukose vollständig verstoffwechselt wird, zwei Hauptwege, um den Körper zu verlassen:
- Niere und
- Leber.

Hierbei stehen die beiden Abbauwege aber ebenso im Wechselspiel miteinander. So werden beispielsweise Benzodiazepine wie Midazolam oder Diazepam über mehrere noch teilweise aktive Zwischenstufen in der Leber verstoffwechselt, bevor dann eine Ausscheidung über die Niere stattfindet.

Schwerwiegende und klinisch wirksame Leberfunktionsstörungen sind im Rettungsdienst eher selten, wohingegen relevante Einschränkungen der Nierenfunktion, wie bei Dialysepatienten, durchaus häufig auftreten.

Die *Halbwertszeit* resultiert aus den Eliminationsprozessen und ist die Zeit, in der sich eine im Blut gemessene Konzentration halbiert. Die Halbwertszeit ist nicht identisch mit der *Wirkungsdauer*. Einige Arzneimittel werden zwar sehr rasch aus dem Blut entfernt, können aber noch lange ihre Wirkung am Wirkort entfalten. So ist Acetylsalicylsäure nur wenige Minuten im Blut nachweisbar, die Halbwertszeit beträgt etwa acht Minuten. Die analgetische und entzündungshemmende Wirkung hält jedoch etwa vier Stunden an, die Wirkung auf die Blutplättchen, also die gerinnungshemmende Wirkung, sogar für die gesamte Lebensdauer des Plättchens (Tage).

Die Entfernung aus dem Organismus kann als *Clearance* bestimmt werden. Sie ist zunächst etwas umständlich definiert, bezeichnet sie doch dasjenige (fiktive) Kreislaufvolumen in Millilitern, das pro Minute von der untersuchten Substanz gereinigt wird. Sie fasst wie die Halbwertszeit sämtliche Eliminationsprozesse in sich zusammen.

Für die Niere wurde der sogenannte *Q0-Wert* (sprich: Q-Null-Wert) geschaffen. Er bezeichnet die extrarenale Eliminationsfraktion, also den Anteil der Substanz, der bei normaler Nierenfunktion *nicht* über die Niere ausgeschieden wird. Ein Q0-Wert von 0 bedeutet eine komplette Ausscheidung über die Niere, ein Wert von 0,5, dass jeweils 50% und ein Wert von 1,0, dass die Substanz komplett über z.B. die Leber ausgeschieden wird.

Mithilfe des Q0-Wertes lässt sich auf die Schnelle abschätzen, ob man sich über die Dosierung bei Nierenkranken Gedanken machen muss (niedrige Q0-Werte), oder ob unbeschwert therapiert werden kann (hohe Q0-Werte).

2.2 Pharmakodynamik

2.2.1 Wirkung

Medikamente sollen einen bestimmten Zweck erfüllen. So soll ein Betablocker einen bestimmten Rezeptor blockieren und dadurch die Herzfrequenz senken, ebenso wie ein Opiat den Schmerz lindern soll.

Medikamente wirken dabei ganz verschiedenartig auf (zumeist) Proteine (Tab. 1).

Allen Wirkweisen ist eigen, dass sie ganz verschiedene Effekte im Organismus auslösen, von denen nicht unbedingt alle auch erzielt werden wollen. Das Opiat lindert nicht nur die Schmerzen, sondern löst auch Übelkeit, Hautjucken und Verstopfung aus, einige Antidepressiva bewirken nicht nur eine Stimmungsaufhellung, sondern auch Mundtrockenheit, Zittern oder gar Suizidalität, der Betablocker die Herzfrequenzsenkung, aber auch Kältegefühl und Schwindel.

Die Unterteilung in erwünschte und unerwünschte Wirkungen erfolgt dabei rein nach der Intention des Anwenders. Schwache Opiate werden beispielsweise bei Darmerkrankungen gerade wegen des obstipierenden Effektes eingesetzt. Wann immer ein Pharmakon also angewendet wird, ist es sinnvoll, sich das Wirkspektrum vor Augen zu führen und das Für und Wider der Therapie abzuwägen.

Sollte ein Patient mit Furosemid ausgeschwemmt werden, oder ist der Blutdruck- und Kaliumwertabfall mehr zu fürchten? Sollte Adrenalin mitsamt seiner vasokonstriktorischen und kardialen Effekte vernebelt werden, oder reicht auch das spezifischere Salbutamol aus?

2.2.2 Therapeutische Breite

Für jede Wirkung lässt sich eine Dosiswirkungskurve erstellen. In dieser wird der Anteil der reagierenden Individuen gegen die Dosis dargestellt. Gleichsam lässt sich auch eine Tödlichkeits-, eine Letalitätskurve darstellen. Das Zitat „Dosis sola facit venenum“ das mit Paracelsus in Verbindung gebracht wird, erläutert dieser selbst: „Alle Dinge sind Gift und nichts ist ohne Gift, allein die Dosis macht es, dass ein Ding kein Gift ist.“ (2) Stellt man Wirkungs- und Letalitätskurve gemeinsam dar, so ist die Entfernung von der einen zur anderen die therapeutische Breite. Sie bezeichnet den Bereich, in dem mit

Tab. 1 ▶ Beispiele von Zielproteinen und entsprechenden Substanzen

Zielprotein	Substanzen
• Rezeptoren	Betablocker, Opiate, Adrenalin
• Transportproteine	bestimmte Antidepressiva, Furosemid, Omeprazol
• Enzyme	Neostigmin, Insulin
• Ionenkanäle	Lokalanästhetika, Ca-Antagonisten
• Transkriptionsfaktoren	Kortison

einer Wirkung zu rechnen, aber von einer Schädigung im Sinne einer Vergiftung noch nicht auszugehen ist.

Hierbei wird diese Betrachtung häufig auf den kontinuierlichen Einsatz, weniger auf die einmalige Anwendung bezogen. Medikamente mit geringer therapeutischer Breite in diesem Sinne sind z.B. Digitalis oder Lithium.

Auch im notfallmedizinischen Anwendungsbereich gibt es Substanzen, die eine unvorsichtige Dosierung nicht verzeihen. Dazu gehören Adrenalin, Nitro, Theophyllin oder Thiopental. Andere Wirkstoffe sind da weitaus toleranter, wie beispielsweise Kortison, Glukose oder Atropin.

2.2.3 Agonisten und Antagonisten

Agonisten sind Substanzen, die (z.B. am Rezeptor) eine Wirkung auslösen. *Antagonisten* sind Substanzen, die keine Wirkung auslösen und gleichzeitig eine Auslösung verhindern (z.B. durch Blockade der Bindungsstelle am Rezeptor).

Je nach Art des Wechselspiels wird von kompetitiven und nicht-kompetitiven Antagonisten gesprochen. Während die kompetitiven Antagonisten sich ein Kräftemessen mit den Agonisten um die Wirkung liefern und durch erhöhte Dosen zu überwinden sind (Naloxon, Betablocker), sind die nicht-kompetitiven Antagonisten in der Lage, eine Wirkung gänzlich zu verhindern (Ketamin, welches das Glutamat bleibend aus dem NMDA-Rezeptor verdrängt).

Bei den nicht-kompetitiven Antagonisten muss die Wirkdauer bis zum Abklingen abgewartet werden, bei den kompetitiven Antagonisten lassen sich die Effekte auch vorher ggf. aufheben.

Quellen und Literatur:

1. Pimlott SJ, Addy M (1985) A Study into the Mucosal Absorption of Isosorbide Dinitrate at different Intraoral Sites. In: Oral Surg Oral Med Oral Pathol 59 (2): 145–148
2. Paracelsus (1965) Die dritte Defension wegen des Schreibens der neuen Rezepte. In: Ders.: Septem Defensiones 1538. Werke Bd. 2. Darmstadt: Wissenschaftliche Buchgesellschaft: 508–513, hier: 510.

3 Spezielle Pharmakologie

Die Anwendung von Medikamenten ist eine wichtige Säule der präklinischen Notfalltherapie. Dieses Kapitel dient dem Verständnis der in der Notfallmedizin eingesetzten Medikamente und ihrer Anwendungsmöglichkeiten. Die Auswahl der Medikamente und deren Indikationen orientieren sich an den Empfehlungen des Pyramidenprozesses. Die entsprechenden Einsatzmöglichkeiten der einzelnen Medikamente werden anhand von Krankheitsbildern beschrieben.

3.1 Herz-Kreislauf

3.1.1 Reanimation

MEDIKAMENTE

- Adrenalin
- Amiodaron

Die medikamentöse Therapie im Rahmen der Reanimation zielt auf die Wiederherstellung einer suffizienten Herzaktion ab. Um dies zu erreichen, kommen sowohl stimulierende (Adrenalin) als auch den Rhythmus stabilisierende (Amiodaron) Medikamente zum Einsatz.

▶ Adrenalin (Suprarenin®)

Adrenalin wird sowohl bei Asystolie (sobald ein Zugang verfügbar ist) als auch bei defibrillierbaren Rhythmen (nach dem 3. Schock) verabreicht. Aufgrund der kurzen Wirkdauer erfolgt die Gabe alle 3–5 Minuten. Wenn ein Zugang nicht direkt, z.B. in zwei Versuchen, hergestellt werden kann, sollte auf einen intraossären Zugang zurückgegriffen werden. In beiden Fällen beträgt die Dosis 1 mg. Die Applikation über einen endotrachealen Tubus ist in Bezug auf ihre Wirksamkeit mit der rektalen Gabe zu vergleichen und wird nicht mehr empfohlen. Die Anwendung von Adrenalin bei Kreislaufstillstand ist nicht unumstritten. Die Zusammenschau aller zurzeit verfügbaren Daten belegt zwar positive Effekte auf das Kurzzeitüberleben (Wiederkehr eines Spontankreislaufs, Krankenhausaufnahme), jedoch keinen oder sogar einen negativen Effekt auf das Langzeitüberleben und das neurologische Outcome.

▶ Amiodaron (Cordarex®)

Amiodaron steigert durch seinen antiarrhythmischen Effekt den Erfolg der Defibrillation bei Kammerflimmern (VF) oder instabiler Kammertachykardie (VT) und löste vor einigen Jahren Lidocain als Antiarrhythmikum bei der Reanimation ab. Bei Vorliegen eines defibrillierbaren Rhythmus werden mit dem dritten Schock 300 mg verabreicht. Bei Ausbleiben eines Erfolgs kann mit dem vierten Schock eine repetitive Gabe von 150 mg erfolgen.

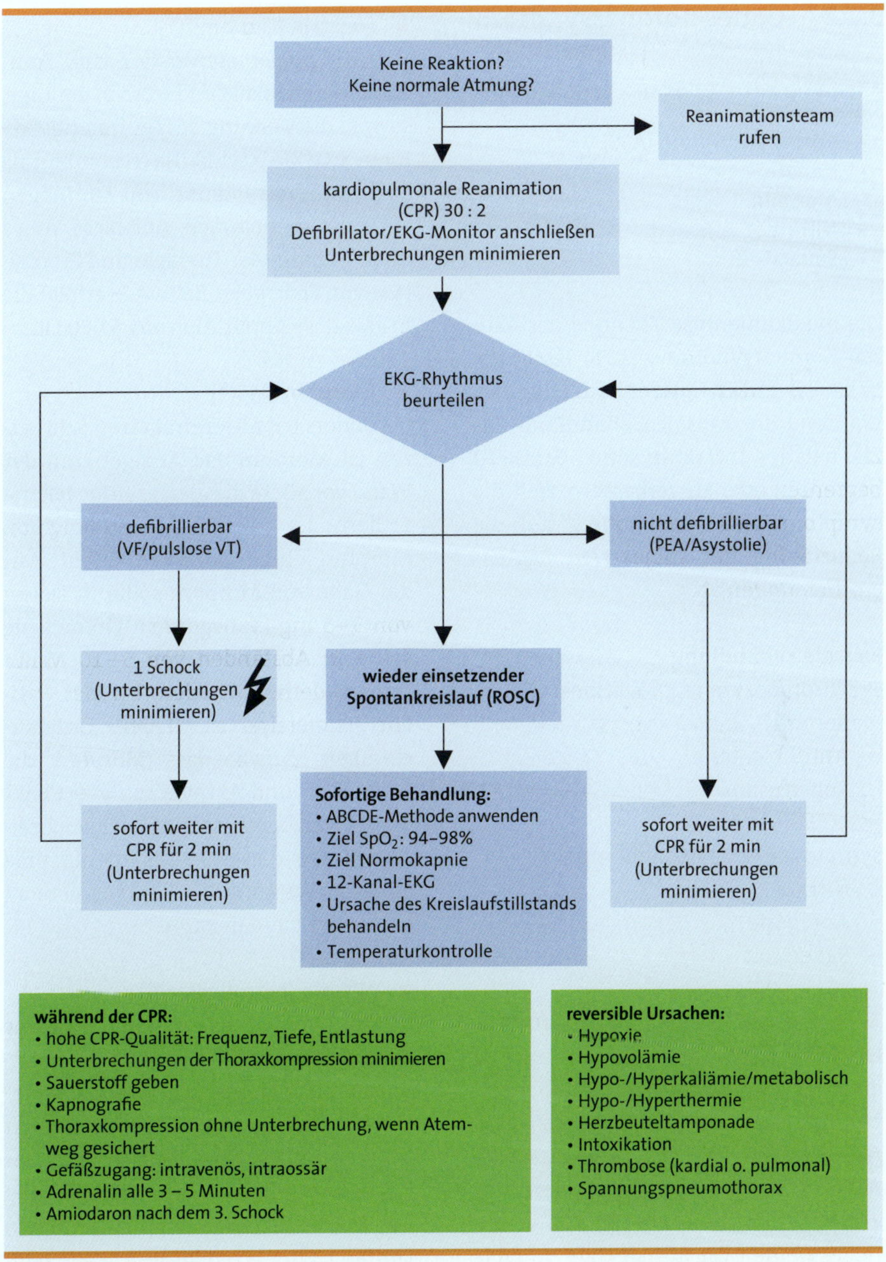

Abb. 1 ▶ Algorithmus ALS Erwachsene

3.1.2 Akutes Koronarsyndrom

MEDIKAMENTE

- Acetylsalicylsäure (ASS)
- Heparin
- Morphin
- Nitrate
- Sauerstoff

Die medikamentöse Therapie des akuten Koronarsyndroms (ACS) lässt sich in kausal und symptomatisch einteilen. Während die kausale Behandlung das Ziel hat, den Infarkt in seiner Größe zu begrenzen oder zu verbessern, zielt die symptomatische Behandlung auf die Reduzierung der subjektiven Begleiterscheinungen ab.

kausale Behandlung:
- Thrombozytenaggregationshemmer
- Antithrombine
- Reperfusion

symptomatische Behandlung:
- Nitrate
- Analgesie
- Sauerstoff

▶ Acetylsalicylsäure (ASS/Aspirin®)

Die frühzeitige Gabe von ASS führt zu einer Verminderung der Sterblichkeit bei Patienten mit ACS. Solange keine ASS-Unverträglichkeit vorliegt, sollte ASS so früh wie möglich bei allen Patienten mit Verdacht auf ein ACS verabreicht werden. Die initiale Gabe von ASS beträgt 150–300 mg als Kautablette oder alternativ intravenös.

▶ Heparin (Liquemin®)

Heparin bindet an verschiedene Antithrombinmoleküle und ist so in der Lage, sowohl die Wirkung der Gerinnungsfaktoren XIIa, XIa, Xa, VIIa, IIa (Thrombin) als auch die Umwandlung von Fibrinogen zu Fibrin zu hemmen. Auf diese Weise dient Heparin der Therapie und Prophylaxe von Thromben. Beim ACS erfolgt die intravenöse Applikation von 5.000 I.E.

▶ Morphin (MSI®)

Besonders bei nitrorefraktären Schmerzen ist Morphin das Analgetikum der Wahl. Vor allem die gleichzeitige leichte Sedierung hat bei der Anwendung von Morphin einen positiven Effekt. Mit der Gabe von Morphin sollte in Dosen von 3–5 mg i.v. begonnen werden, sie sollte in Abständen von 5–10 Minuten wiederholt werden, bis der Patient schmerzfrei ist. Neuere Untersuchungen zeigen, dass Morphin die Aufnahme und Aktivierung von Clopidogrel verzögert, sodass bei gleichzeitiger Gabe dieser Medikamente eine effektive Wirkung des Clopidogrel nicht garantiert werden kann.

▶ Nitrate (Nitrolingual®)

Nitrate werden schon sehr lange zur Behandlung des ischämischen Brustschmerzes eingesetzt. Durch Relaxierung der glatten Gefäßmuskelzellen kommt es zur Dilatation venöser Kapazitätsgefäße, zur Erweiterung der Koronararterien und in geringem Umfang zur Erweiterung der peripheren Arterien. Die dadurch verursachte Senkung der Vor- und Nachlast führt zu einer Reduzierung des Energie- und Sauerstoffverbrauchs im Myokard. Bei verschlossenen Gefäßen

(Herzinfarkt) führt die Gabe von Nitraten allerdings nicht zu einer Verbesserung der Ischämie, sodass die Größe des Infarktes und das Outcome von der Nitrat-Gabe unabhängig sind. Da es durch die Gefäßdilatation zu einer Entlastung des Myokards mit subjektiver Schmerzlinderung kommt, können Nitrate als Analgetikum beim Herzinfarkt eingesetzt werden. Hierzu erfolgt nach Ausschluss der Kontraindikationen und sorgfältiger Abwägung der Vor- und Nachteile die Gabe von zwei Hüben (0,8 mg) sublingual. Auch wenn die aktuellen Leitlinien einen Einsatz ab einem systolischen Blutdruck > 90 mmHg empfehlen, sollten Nitrate aufgrund der deutlichen Blutdrucksenkung erst bei Blutdrücken > 120 mmHg angewendet werden.

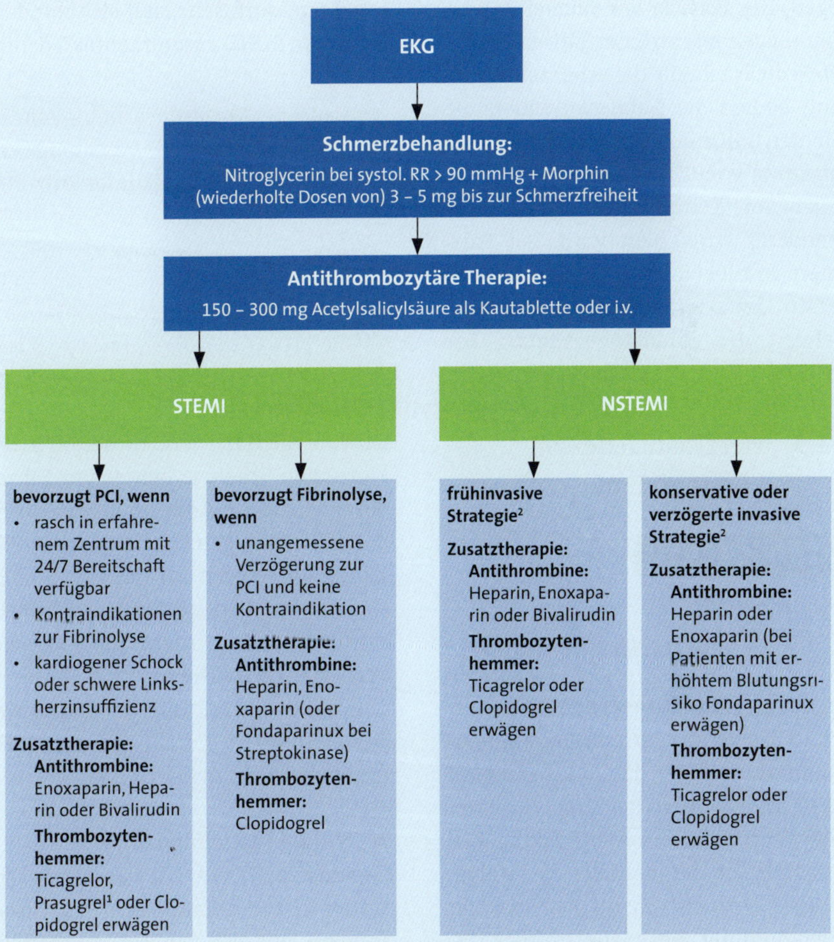

[1] erhöhtes Blutungsrisiko bei Patienten mit Vorgeschichte von TIA oder Schlaganfall, bei Patienten > 75 Jahren bzw. < 60 kg KG

[2] je nach Risikostratifizierung

Abb. 2 ▶ Verlaufsschema beim akuten Koronarsyndrom (ACS)

▶ Sauerstoff

Lange Zeit galt Sauerstoff als unbedenklich und wurde allen Patienten mit ACS verabreicht. Durch die Gabe wird der Sauerstoffgehalt im Blut zwar erhöht, doch kommt es gleichzeitig zu einer peripheren Vasokonstriktion mit erhöhter Nachlast und Verringerung der Auswurfleistung des Herzens. Der besseren Sauerstoffversorgung steht also ein erhöhter Sauerstoffbedarf entgegen. Die Vorteile der Sauerstoffgabe überwiegen erst ab einer Sättigung von < 92% die Nachteile der erhöhten Belastung, sodass die Gabe von Sauerstoff seit den Leitlinien 2010 erst ab einer Sättigung von 92–94% oder beim Vorliegen von Komplikationen (z.B. Lungenödem) empfohlen wird. Bei Patienten mit bekannter COPD und der Gefahr der Atemdepression liegt der Zielwert der Sauerstoffsättigung bei 88–92%.

3.1.3 Herzinsuffizienz/ Lungenödem

MEDIKAMENTE

- Furosemid
- Nitrate

Bei der Herzinsuffizienz kommt es aufgrund des verminderten Herzminutenvolumens und der dadurch bedingten mangelnden Ausscheidung zu einer Überwässerung mit Ödembildung. Ziel der Therapie ist deshalb die Steigerung der Herzleistung bei gleichzeitiger Verminderung des Sauerstoffbedarfs. Erreicht wird dies durch Reduktion von Vorlast, Stress und Herzfrequenz. Die Rekrutierung von atelektatischen Bereichen der ödematösen Lunge durch CPAP-Beatmung führt gleichzeitig zu einer Erhöhung des Sauerstoffangebots und vermindert die Atemarbeit. Parallel zur akuten Therapie sollten behandelbare Ursachen für eine akute Dekompensation (z.B. Rhythmusstörung, hypertensive Entgleisung, Ischämie oder Embolisation) ausgeschlossen werden.

Die Therapie der dekompensierten Herzinsuffizienz lässt sich mit dem Akronym **POND** zusammenfassen:

Pressure	Maskenbeatmung mit PEEP und, wenn möglich, Druckunterstützung (CPAP)
Oxygen	
Nitrate	
Diuretika	Furosemid

▶ Furosemid (Lasix®)

Obwohl die Gabe von Furosemid in der klinischen Therapie den ersten Schritt darstellt, ist die Anwendung aufgrund der mittelfristigen Wirkung in der Präklinik nur bedingt zur initialen Stabilisierung von Patienten mit dekompensierter Herzinsuffizienz geeignet. Bei vorbestehender Therapie mit Diuretika empfiehlt die Leitlinie der Deutschen Gesellschaft für Kardiologie die Dosiserhöhung um den Faktor 2,5.

▶ Nitrate (Nitrolingual®)

Organische Nitrate wie das Glyceroltrinitrat wirken gefäßrelaxierend, insbesondere auf die venösen Kapazitätsgefäße. Geringer ausgeprägt ist die Wirkung auf die arterielle Strombahn, wo lediglich die größeren Gefäße mit

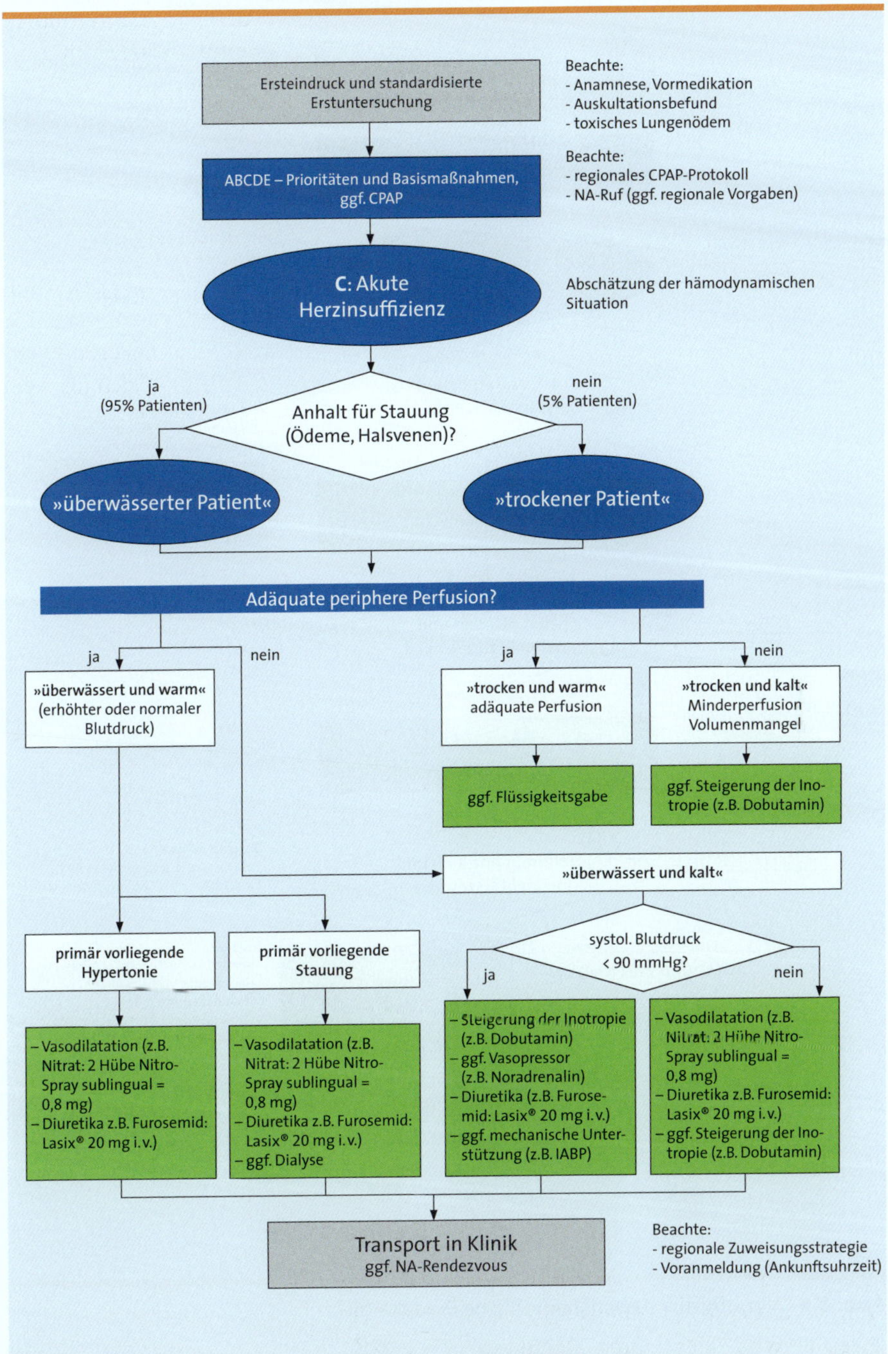

Abb. 3 ▶ Algorithmus „Herzinsuffizienz/Lungenödem“

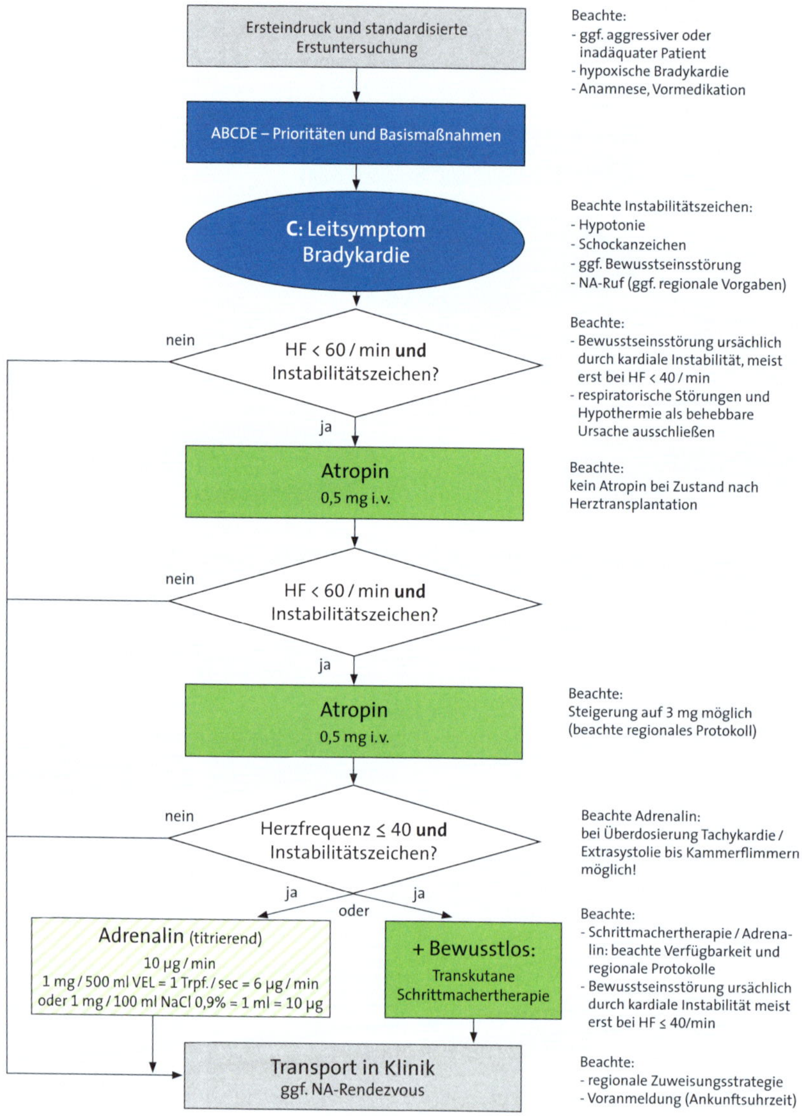

Abb. 4 ▶ Algorithmus „Lebensbedrohliche Bradykardie“

einem Tonusverlust reagieren. Durch die Venodilatation wird die Vorlast deutlich gesenkt und das Herz in seiner Arbeit entlastet. Geringer als die Vorlastsenkung ist die Nachlastsenkung ausgeprägt. Organische Nitrate sind dementsprechend empfehlenswert insbesondere bei erhaltener Vorlast und gleichzeitigem Lungenödem. Zu Beginn der Therapie sollte der systolische Blutdruck über 120 mmHg liegen und mögliche Kontraindikationen ausgeschlossen werden. Hierzu werden zwei Hübe (0,8 mg) sublingual verabreicht. Die Forderung nach Anlage eines venösen Zugangs vor Therapiebeginn entstammt der Sorge um den akuten Blutdruckabfall bei fehlender Vorlast.

3.1.4 Bradykarde Herzrhythmusstörungen

MEDIKAMENTE

- Adrenalin
- Atropin

Bradykarde Herzrhythmusstörungen, die mit einer Störung des Bewusstseins einhergehen, werden primär durch externe elektrische Stimulation unter Analgosedierung therapiert. Während für Sinusbradykardien Atropin zur Verfügung steht, können höhergradige Blockierungen durch niedrig dosiertes Adrenalin behandelt werden.

▶ Adrenalin (Suprarenin®)

Über die β-stimulierende Wirkung hat Adrenalin sowohl auf Vorhof- als auch auf Kammerebene einen positiv chronotropen und inotropen Effekt. Da bereits 50–100 µg Adrenalin bei vorhandenem Spontankreislauf zu einem Kammerflimmern führen können, muss Adrenalin sehr vorsichtig titriert werden. Bei therapierefraktärer Bradykardie empfiehlt sich die vorsichtige intravenöse Gabe von 10 µg Boli. Da die Wirkdauer von Adrenalin mit 3–5 Minuten sehr kurz ist, kann gegebenenfalls die Verwendung eines Perfusors notwendig sein.

▶ Atropin

Über die kompetitive Hemmung der muskarinergen Acetylcholinrezeptoren übt Atropin eine parasympathikolytische Wirkung aus. Da der Parasympathikus am Herzen nur Einfluss auf die Vorhofebene hat, eignet sich Atropin zur Behandlung von Sinusbradykardien. Kammerbradykardien lassen sich aufgrund des fehlenden Einflusses nicht mit Atropin behandeln. Zu kleine Dosen (0,1–0,2 mg i.v.) können aufgrund der zentralen Wirkung von Atropin die bestehende Bradykardie verschlimmern und zu einer Asystolie führen. Atropin wird deshalb in Dosen von 0,5 mg i.v. verabreicht. Gegebenenfalls kann die Gabe alle drei Minuten bis zu einer Maximaldosis von 3 mg wiederholt werden.

3.1.5 Tachykarde Herzrhythmusstörungen

MEDIKAMENTE

- Amiodaron

Die wichtigste Unterscheidung der tachykarden Herzrhythmusstörungen betrifft die Einteilung in hämodynamisch stabil oder instabil. Lediglich

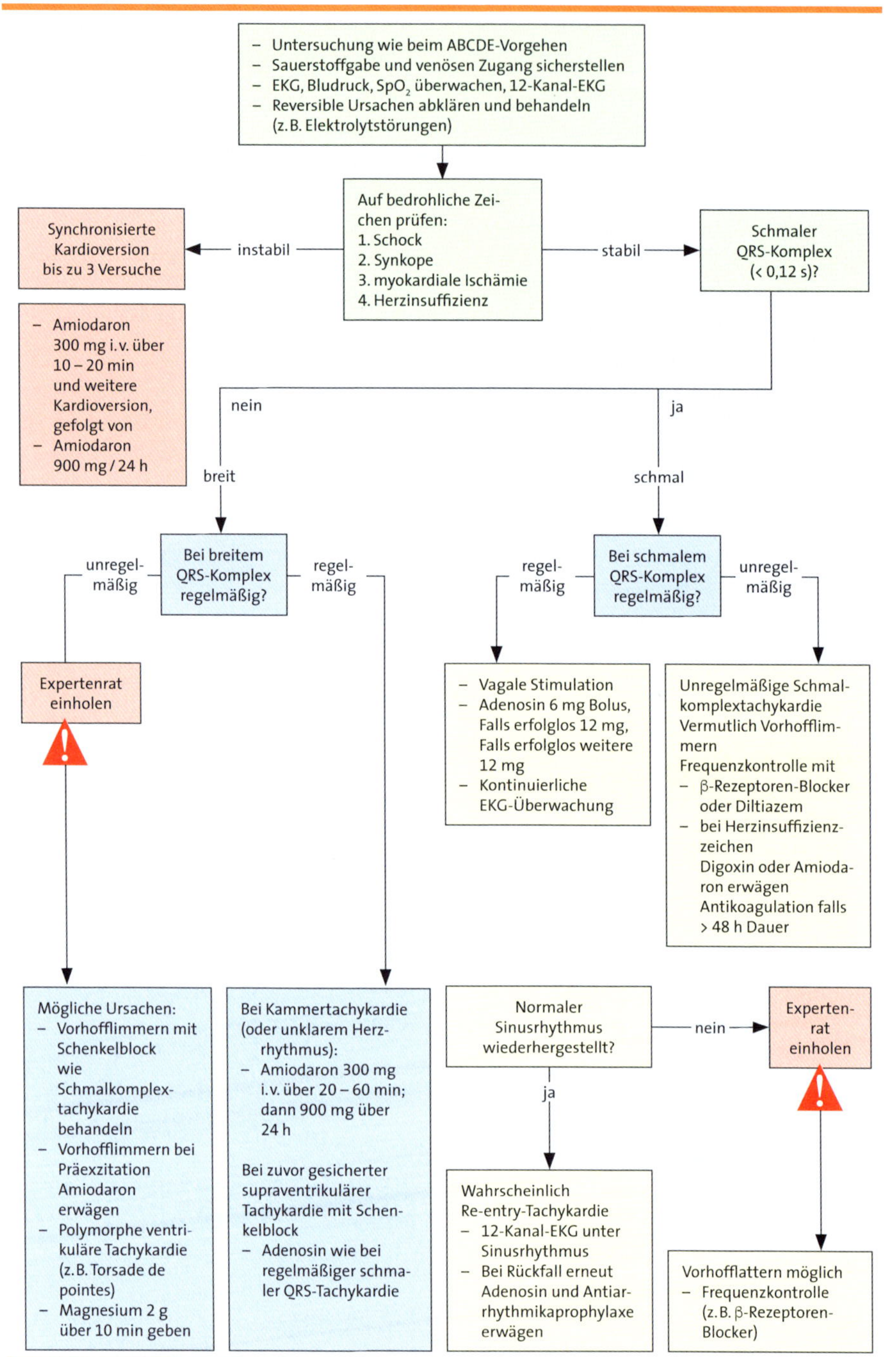

Abb. 5 ▶ Versorgung bei einer tachykarden Rhythmusstörung

hämodynamisch instabile Rhythmusstörungen sind in der Präklinik von Belang und müssen therapiert werden. Asymptomatische Rhythmusstörungen hingegen sollten in die Klinik gebracht und dort unter kontrollierten Bedingungen therapiert werden. Dabei ist zu beachten, dass auch ein Einbrechen des Herzminutenvolumens (Luftnot, verzögerte Rekapillarisierung, kalte und feuchte Extremitäten) zu den hämodynamisch instabilen Zuständen gezählt werden muss, selbst wenn der Blutdruck noch normal oder sogar erhöht ist.

▶ Amiodaron (Cordarex®)

Bei Amiodaron handelt es sich um ein Klasse-III-Antiarrhythmikum, das gleichzeitig eine β-sympatholytische Komponente aufweist. Es kann sowohl bei supraventrikulären als auch bei ventrikulären Tachykardien angewendet werden. Obwohl Amiodaron selbst kaum Wirkung auf den Blutdruck hat, reduziert jedoch das Lösungsmittel die Inotropie des Herzens deutlich und kann bei zu schneller Injektion zum Zusammenbrechen des Kreislaufs führen. Amiodaron soll deshalb als Kurzinfusion mit einer Dosis von 300 mg langsam über 20 Minuten intravenös verabreicht werden. Zudem enthält Amiodaron eine relevante Menge Jod und kann bei Schilddrüsenunterfunktion eine thyreotoxische Krise auslösen. Die Anwendung von Amiodaron bei tachykarden Herzrhythmusstörungen ist laut Pyramidenprozess auf das Vorliegen einer ventrikulären Tachykardie (VT) beschränkt.

3.1.6 Hypertensive Entgleisung

MEDIKAMENTE

- Nitrate
- Nitrendipin

Eine reine Blutdruckentgleisung ohne akute Organgefährdung bedarf prinzipiell keiner präklinischen Therapie. Interventionspflichtig ist die hypertensive Entgleisung, sobald sie durch Thoraxschmerz, Luftnot, Benommenheit, Parästhesien und/oder Übelkeit/Erbrechen symptomatisch ist. In der Konsequenz sind weniger Gefäßrupturen als vielmehr eine akute Herzinsuffizienz mit folgendem Pumpversagen zu fürchten. Vor Therapiebeginn sind therapierbare Ursachen für den Druckanstieg, wie etwa Schmerzen oder intrazerebrale Blutungen, zu überprüfen. Ziel ist die Senkung des Blutdrucks um maximal 25%, weshalb insbesondere die Kombination mehrerer Substanzen behutsam geschehen sollte.

▶ Nitrate (Nitrolingual®)

Die Anwendung von Nitraten zur Blutdrucksenkung stellt bei der jetzigen Medikamentenzulassung einen Off-Label-Use dar. Nitrate sind für die Behandlung einer Hypertonie nicht zugelassen. Aktuell existieren Bestrebungen, das Einsatzspektrum von Nitraten auf die Hypertonie zu erweitern. Wann dies jedoch umgesetzt wird, ist zurzeit unklar.

▶ Nitrendipin (Bayotensin®)

Anders als die Kalziumantagonisten vom Verapamil-Typ haben die Dihydropyridine (Nifedipin-Typ) kaum Wir-

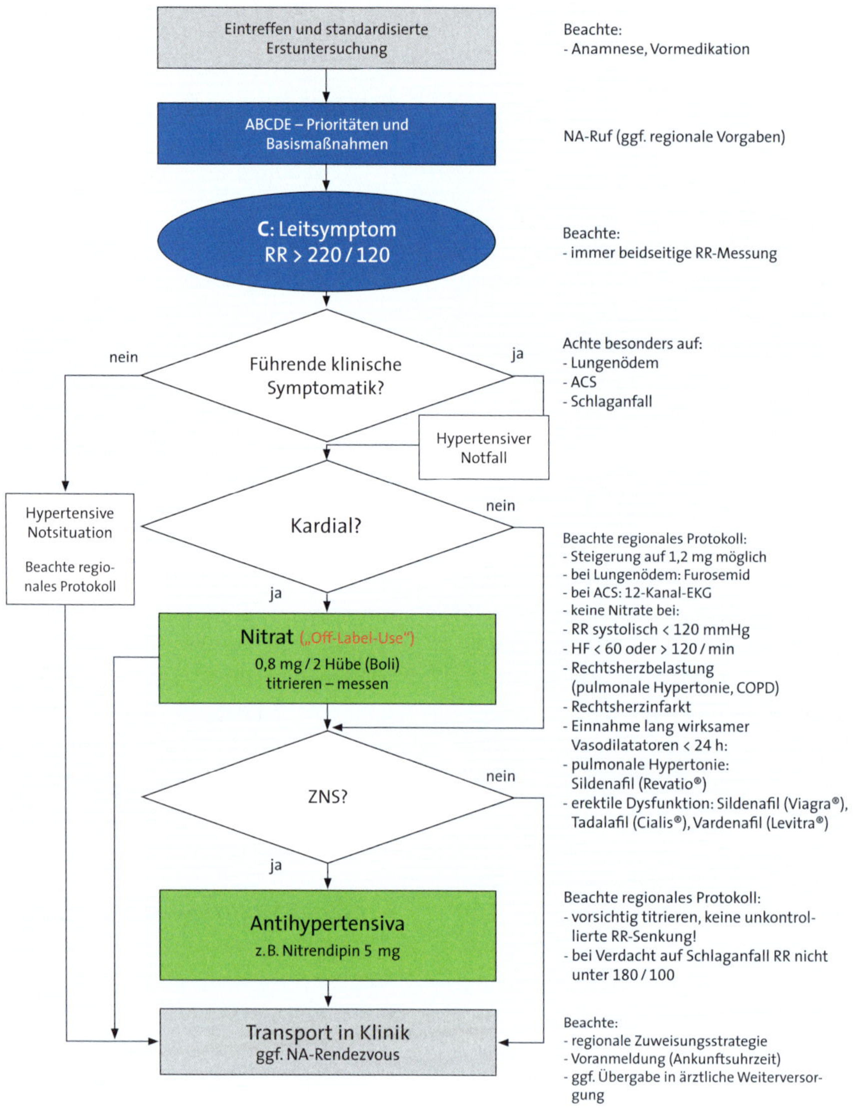

Abb. 6 ▶ Algorithmus Leitsymptom „Hypertensiver Notfall"

kung auf die Herzmuskulatur und wirken direkt durch Senkung des peripheren Widerstandes durch Relaxation der glatten Gefäßmuskulatur. Bei hypertensiver Entgleisung kann eine Phiole (5 mg) p.o. verabreicht werden.

3.1.7 Hypotonie

MEDIKAMENTE

- Kristalloide Infusionslösungen
- Kolloidale Infusionslösungen
- Adrenalin (im Rahmen der Anaphylaxie)

Entscheidend für die Therapieauswahl bei Hypotonie ist die Festlegung auf eine vermutete Ursache. Es kann entweder das Herzminutenvolumen über Vorlast, Herzfrequenz und Inotropie gesteigert oder der periphere Widerstand erhöht werden.

▶ Kristalloide Infusionslösungen (Sterofundin®)

Kristalloide Infusionen eignen sich besonders zur Therapie von Hypotonien bei verminderter Vorlast (Dehydratation durch Schwitzen oder Dursten, Blutverlust, Medikamentenwirkung) Am häufigsten werden Vollelektrolytlösungen mit einer plasmaähnlichen Zusammensetzung verwendet. Diese Lösungen enthalten neben Natrium und Chlorid noch zusätzlich Kalium, Kalzium und Magnesium in unterschiedlichen Konzentrationen. Aufgrund der starken Umverteilung aus dem Gefäßsystem liegt der reine Volumeneffekt bei 20%. Von 1.000 ml infundierter Vollelektrolytlösung verbleiben 200 ml im Gefäßsystem.

▶ Kolloidale Infusionslösungen (HAES-steril®)

Kolloidale Infusionslösungen enthalten zusätzlich zu den Elektrolyten künstliche Kolloide (z.B. Hydroxyethylstärke, HAES), die die Gefäßwand nur schwer überwinden können. Durch die Bindung von Wasser an HAES kann dieses nicht wie bei den kristalloiden Lösungen aus dem Gefäßsystem abdiffundieren, sodass der Volumeneffekt bei der Gabe von HAES 100% beträgt. Dies gilt nur bei physiologisch intakter Gefäßwandfunktion. Bei Zuständen, in denen deren Barrierewirkung im Sinne eines „Capillary leak" herabgesetzt ist, verliert HAES diese Eigenschaften. Es ändert die Vorlast keinen Deut besser als kristalline Lösungen und ist zudem organschädigend. Nachgewiesen ist dies für die Sepsis und Verbrennungen, ließe sich aber auch auf Hypervolämie oder Anaphylaxie übertragen. HAES besitzt aufgrund der Hydroxyethylstärke eine hohe anaphylaktische Potenz, sodass eine sorgfältige Patientenüberwachung gewährleistet sein muss.

▶ Adrenalin (Suprarenin®)

Durch die periphere Vasokonstriktion kommt es zu einer Erhöhung der Nachlast mit Anstieg des Blutdrucks. Gleichzeitig kann es durch Stimulation von β-Rezeptoren zu einer Tachykardie kommen. Adrenalin besitzt nur eine kurze Wirkdauer (3–5 min) und ist deshalb gut steuerbar. Bei therapierefraktärer Hypotonie empfiehlt sich die vorsichtige intravenöse Gabe von 10–20 μg Boli. Die Anwendung von Adrenalin zur Kreislaufstabilisierung ist laut Pyramidenprozess auf das Vorliegen einer anaphylaktischen Reaktion beschränkt.

3.1.8 Allergische Reaktion/ Anaphylaxie

MEDIKAMENTE

- Adrenalin
- Clemastin
- Dimetinden
- Prednisolon
- Ranitidin

Bei der allergischen Reaktion vom Sofort-Typ kommt es durch Bindung von Antikörpern an Mastzellen zur Ausschüttung von Histamin. Die Gabe von Antihistaminika und zellmembranstabilisierenden Medikamenten (Steroide) ist deshalb ein wichtiger Eckpfeiler zur Behandlung der allergischen Reaktion. Dennoch sind Antihistaminika und Steroide nicht Mittel der ersten Wahl. Dies ist in der sehr langen Zeit bis zum Einsetzen ihrer Wirkung von bis zu 30 Minuten begründet. Bis es zu einer Besserung der Histaminwirkung kommt, muss vor allem die H_1-Rezeptor-vermittelte Vasodilatation durch die Gabe von gefäßaktiven Medikamenten behandelt werden. Hierzu eignet sich besonders die Gabe von Adrenalin.

▶ Adrenalin (Suprarenin®)

Adrenalin verfügt je nach Dosis über eine α- und eine β-sympathomimetische Wirkung. Über die α-Rezeptoren wirkt es der histaminvermittelten Vasodilatation entgegen und erhöht gleichzeitig über die β-Rezeptoren die Auswurfleistung des Herzens durch Steigerung der Ino- und Chronotropie. Obwohl die eigentliche Dosis bei der Bolusgabe von Adrenalin bei 10–20 µg i.v. liegt, kann die enorme Histaminwirkung Bolusgaben von bis 50 µg i.v. nötig machen. Da die Wirkdauer von Adrenalin bei intravenöser Gabe mit 3–5 Minuten sehr kurz ist, müssen bis zum Wirkeintritt der Antihistaminika oftmals mehrfach Adrenalin-Boli verabreicht werden. Gegebenenfalls kann auch die Verwendung eines Perfusors notwendig sein.

Alternativ kann Adrenalin bei fehlendem i.v. Zugang auch intramuskulär verabreicht werden. Dies kann entweder mit Hilfe einer kleinen Kanüle oder, falls vorhanden, eines EpiPen® erfolgen. Hierzu werden 500 µg (EpiPen®: 300 µg) i.m. appliziert. Bei Kindern mit 15 - 30 kg Körpergewicht die Hälfte (250 µg bzw. Fastinject junior® 150 µg). Da bereits 50–100 µg Adrenalin bei vorhandenem Spontankreislauf zu einem Kammerflimmern führen können, muss die Gabe einer solchen Dosis streng intramuskulär (Aspirationstest) erfolgen. Bei Nichtansprechen auf die i.m. Applikation kann die Gabe je nach Patientenzustand in 5-min-Intervallen wiederholt werden. Bei gleichzeitig bestehender Dyspnoe oder einem Stridor kann auch die Vernebelung von 2–4 mg Adrenalin indiziert sein. Der vasokonstriktive Effekt des Adrenalin führt dabei zu einer abschwellenden Wirkung an der Schleimhaut (siehe auch Asthma/COPD).

▶ Clemastin (Tavegil®)/Dimetinden (Fenistil®)

Die Gabe von Antihistaminika ist ein logischer Schritt bei der Behandlung von allergischen Reaktionen. Das wichtigste Ziel ist die Beendigung der H_1-vermittelten Vasodilatation. Hierzu kann entweder Clemastin oder Dimetinden verwendet werden. Beide Medi-

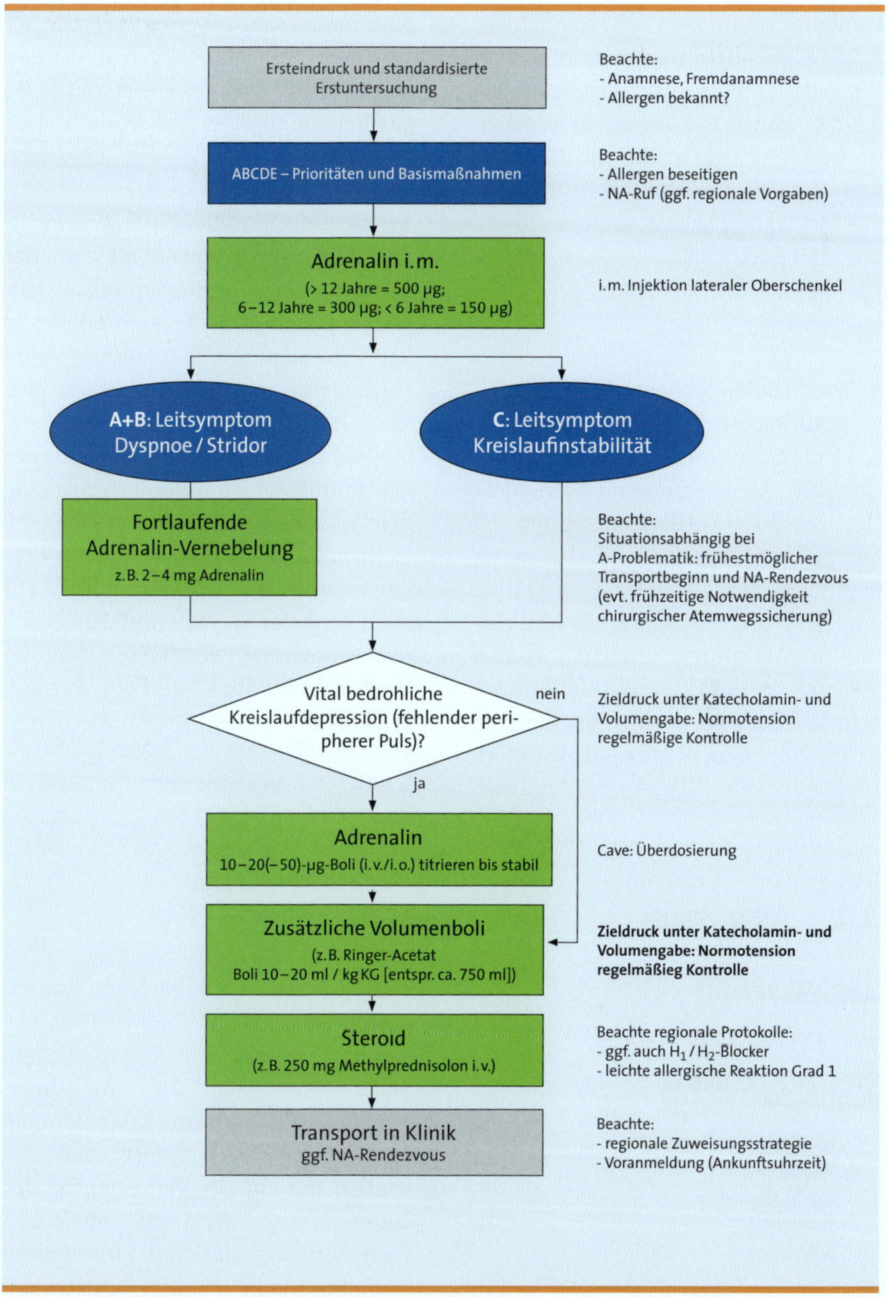

ABB. 7 ▶ Algorithmus Leitdiagnose „Allergischer Schock (≥ Grad 2)“

kamente verdrängen als kompetitive Antagonisten Histamin vom H_1-Rezeptor, sodass dieser nicht mehr aktiviert werden kann. Die Dosis für Clemastin beträgt 2 mg i.v., die von Dimetinden 4 mg i.v. Da der Wirkeintritt beider Medikamente erst nach ca. 20–30 Minuten erfolgt, sollte die Gabe frühzeitig vorgenommen werden.

▶ Prednisolon (Urbason®, Solu-Decortin®)

Auch die Gabe von zellmembranstabilisierenden Medikamenten ist ein wichtiger Eckpfeiler bei der Behandlung von allergischen Reaktionen. Dabei wirkt Prednisolon der Mastzelldegranulation entgegen und vermindert so die Histaminausschüttung. Hierzu werden 250 mg Prednisolon intravenös appliziert. Wie auch bei den Antihistaminika ist die Zeit bis zum Wirkeintritt mit ca. 30 Minuten sehr lang, sodass Prednisolon zwar frühzeitig gegeben werden soll, aber nicht Mittel der ersten Wahl zur Behandlung der anaphylaktischen Reaktion ist.

▶ Ranitidin (Ranibeta®)

Ranitidin gehört ebenfalls zu der Gruppe der Antihistaminika, blockiert allerdings H_2-Rezeptoren. Da es bei Verdrängung des Histamins vom H_1-Rezeptor zu einer verstärkten Wirkung am H_2-Rezeptor kommen kann, empfiehlt sich die Blockade beider Rezeptoren. Hierzu werden 50 mg intravenös über zwei Minuten verabreicht. Es ist darauf zu achten, dass beim Fehlen eines H_1-Blockers Ranitidin nicht allein gegeben werden darf. Hierdurch würde es zu einer verstärkten Wirkung des Histamins am H_1-Rezeptor mit Verschlechterung der Kreislaufsituation kommen.

3.2 Atmung

Asthma/COPD

MEDIKAMENTE

- Ipratropiumbromid
- Prednisolon
- Salbutamol
- Reproterol
- Adrenalin

Asthma und COPD zählen beide zum Formenkreis der obstruktiven Lungenerkrankungen. Auch wenn die Auslöser durchaus unterschiedlich sein können, so führen beide Erkrankungen im Ernstfall zu einer Bronchokonstriktion mit lebensbedrohlichem Sauerstoffmangel. Die Akuttherapie der obstruktiven Erkrankungen im Rettungsdienst basiert aus diesem Grund auf der Verbesserung des Sauerstoffangebots bei gleichzeitiger Bronchodilatation. In diesem Zusammenhang ist die Vernebelung von β_2-Sympathomimetika (Salbutamol) nahezu weltweit der Eckpfeiler der Therapie und lässt sich je nach Bedarf durch die direkte Kombination mit inhalativen Parasympathikolytika (Ipratropiumbromid) erweitern.

▶ Ipratropiumbromid (Atrovent®)

Ipratropiumbromid ist ein synthetischer Abkömmling des Atropins und wie dieser ein Antagonist des Acetylcholins am Muskarinrezeptor. Es wird schlecht resorbiert und kann deshalb gut lokal als Aerosol eingesetzt werden. Es bremst die parasympathische Wirkung an den Bronchien und wirkt so bronchodilatierend. Bei schwerer Obstruktion oder bei Nichtansprechen der Vernebelung mit Salbutamol kann die Vernebelung von Ipratropiumbromid zu einer zusätzlichen Bronchodilatation führen. Da Patienten mit bekanntem Asthma oder COPD oftmals bereits Salbutamol eingenommen haben, empfiehlt sich bei Vorliegen einer schweren Luftnot die direkte Vernebelung von Ipratropiumbromid zusätzlich zum Salbutamol. Hierzu werden 0,5 mg Ipratropiumbromid verabreicht. Diese Gabe kann alle 4–6 Stunden wiederholt werden.

▶ Prednisolon (Solu-Decortin®, Urbason®)

Kortikosteroide führen über einen membranstabilisierenden Effekt zu einer Verbesserung der Obstruktion. Da die Zeit bis zum Wirkeintritt ca. 30 Minuten beträgt, eignen sich Steroide nicht zur Akuttherapie. Dennoch sollte die Gabe frühzeitig erwogen werden, um einer späteren Verschlimmerung vorzubeugen. Auch wenn die Anwendung von Steroiden für den Rettungsdienst kaum eine Bedeutung hat, reduziert sie die Aufnahmerate auf die Intensivstation. Aufgrund der Gefahr von Erbrechen sollen Steroide intravenös verabreicht werden. Die initiale Dosis beträgt 50 mg Prednisolon. Kortikosteroide sind bei der exazerbierten COPD nicht unumstritten, da ihre Anwendung zu einer Immunsuppression führt und so einen bestehenden Infekt verschlimmern kann. Aktuell beschränkt sich die Anwendung von Kortikosteroiden im Pyramidenprozess auf das Asthma und die allergische Reaktion.

▶ Salbutamol

Die Vernebelung von Salbutamol ist nahezu weltweit der Eckpfeiler der medikamentösen Behandlung beim akuten Asthmaanfall und exazerbierter COPD. Über die Stimulierung der β_2-Rezeptoren kommt es zu einer Erweiterung der Bronchien und damit zu einer Besserung der Luftnot. Besonders schwere Anfälle können eine kontinuierliche Vernebelung von Salbutamol erforderlich machen, weswegen die Gabe über eine Verneblermaske mit hohem Sauerstoffflow (mind. 8 l/min) erfolgen soll. Initial werden zur Behandlung 2,5–5 mg Salbutamol vernebelt. Gegebenenfalls muss die Gabe alle 15–20 Minuten wiederholt werden. Da vernebeltes Salbutamol in relevanten Dosen auch systemisch aufgenommen wird, kann es während der Vernebelung zu einem deutlichen Anstieg der Herzfrequenz kommen.

▶ Reproterol (Bronchospasmin®)

Bei Versagen der inhalativen Anwendung kann die gezielte Betamimese auch intravenös eskaliert werden. Während die Anwendung von vernebelten Bronchodilatatoren zur Behandlung

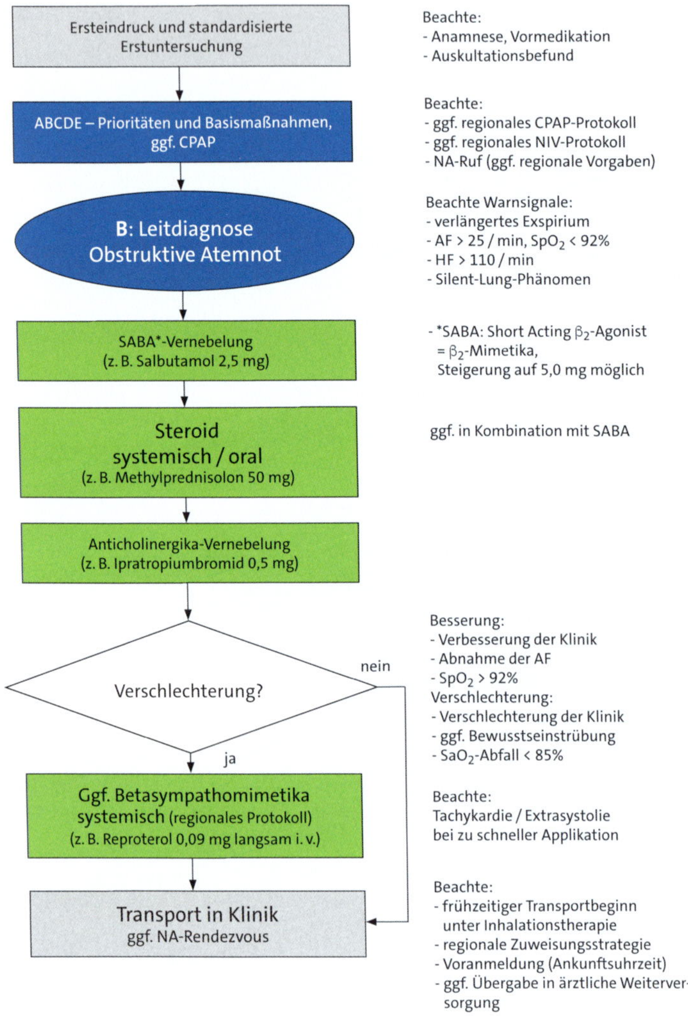

Abb. 8 ▶ Algorithmus Leitdiagnose „Obstruktive Atemnot“

von akuter, schwerer und lebensbedrohlicher Dyspnoe die erste Wahl darstellt, gibt es bisher keine eindeutigen Hinweise für den Vorteil einer Anwendung von i.v. Bronchodilatatoren. Dementsprechend ist ihre Anwendung in den derzeitigen nationalen Versorgungsleitlinien für die präklinische Anwendung nicht vorgesehen. Die Nebenwirkungen der inhalativen Stimulation der β_2-Rezeptoren werden eher noch verstärkt. Tachykardie, Kopfschmerzen, Muskelkrämpfe und Zittern können die Folge der Anwendung sein. Auch eine Repetition ist möglich, sollte aber frühestens 10 min nach Erstanwendung erfolgen.

▶ Adrenalin (Suprarenin®/ InfectoKrupp®)

Anders als Salbutamol kommt es bei der Vernebelung von Adrenalin neben der Stimulation der β_2-Rezeptoren auch zu einer Stimulation der α-Rezeptoren. Die hieraus resultierende Vasokonstriktion führt zu einem Abschwellen der Schleimhaut. Die Anwendung ist aufgrund der Erhöhung des myokardialen Sauerstoffverbrauchs nicht nur unüblich, sondern auch nicht zu empfehlen. Lediglich in Einzelfällen (Pseudokrupp, allergische Reaktion mit einem Anschwellen der Atemwege) kann die inhalative Anwendung von Adrenalin zusätzliche Vorteile gegenüber der Gabe von Salbutamol bieten. Hierzu werden 2–4 mg per Verneblermaske verabreicht.

3.3 Stoffwechsel

Hypoglykämie

MEDIKAMENTE

- Glukose

Ziel der Therapie ist die Anhebung des Blutzuckerspiegels auf Werte von über 60 mg/dl.

▶ Glukose

Der Akutbedarf lässt sich durch Abschätzung des Blutvolumens überschlägig vermuten. Bei angenommenen 80 ml Blut/kg Körpergewicht werden 8 mg Glukose pro kg Körpergewicht benötigt, um den Blutglukosegehalt akut um 10 mg/dl zu steigern. Je nach Stoffwechsellage wird der Zucker innerhalb weniger Minuten umverteilt.

Oral aufgenommene Glukose muss in ihrer Wirkung gemäß dem Zuckeräquivalent (gemessen in sogenannten „Broteinheiten") abgeschätzt werden. Die Resorption über die Mundschleimhaut erfolgt in Minuten, über den Darm im Bereich von Stunden.

Vereinfacht: 10 g Glukose (1 Broteinheit) heben den Blutzucker (BZ) um 30–40 mg/dl (1,7 mmol/l) an. Da die Wirkdauer von Glukose lediglich 20 min beträgt, sollte der Blutzuckerwert in regelmäßigen Abständen kontrolliert werden, um ein erneutes Absinken frühzeitig zu erkennen.

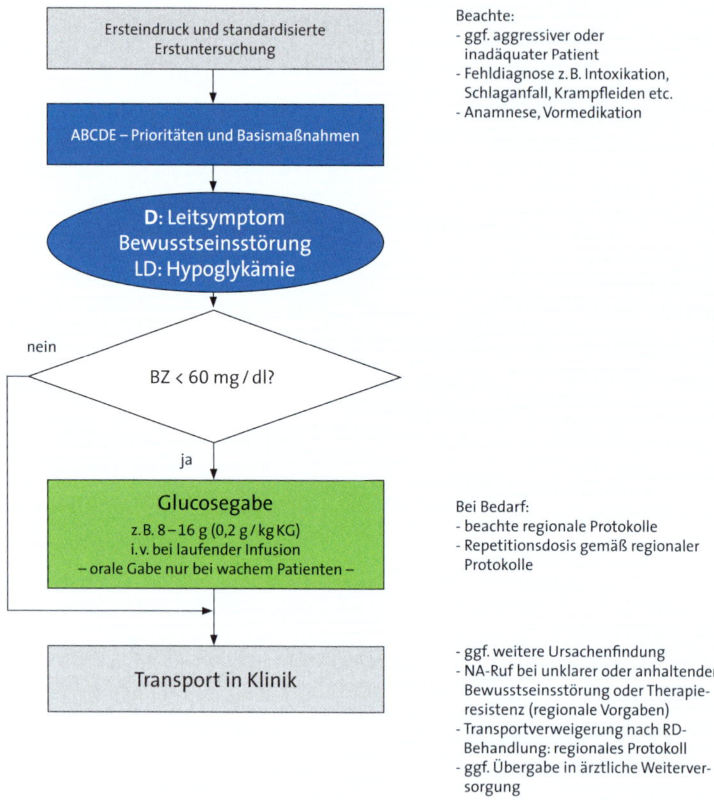

Abb. 9 ▶ Algorithmus Leitdiagnose „Hypoglykämie“

3.4 Neurologie

Epilepsie

MEDIKAMENTE

- Diazepam
- Lorazepam
- Midazolam

80% der Krampfanfälle beschränken sich auf eine Hirnregion und treten als fokale Krampfanfälle auf. Lediglich in 20% der Fälle handelt es sich um generalisierte Krampfanfälle, die den gesamten Kortex betreffen. Während die meisten Krampfanfälle spontan sistieren, kann es in wenigen Fällen zum Auftreten eines Status epilepticus mit vitaler Bedrohung kommen. In diesen Fällen muss der Krampfanfall durchbrochen werden. Je nach Stärke des Anfalls kommen dabei unterschiedliche Therapiestufen zum Einsatz.

▶ Benzodiazepine

Benzodiazepine gehören zur Basistherapie bei Krampfanfällen. Ihre Wirkung beruht auf einer Verstärkung der hemmenden GABA-ergen Wirkung im ZNS. Hauptunterschied der Benzodiazepine ist die Halbwertszeit. Hierbei wird in kurz-, mittellang- und langwirksam unterschieden. Auch wenn die Gabe von Diazepam sehr beliebt ist, ergeben sich gleichwohl Probleme: Bedingt durch die Halbwertszeit von 32 Std. sind Patienten nach Behandlung mit Diazepam sehr lange nur bedingt beurteilbar. Dies macht eine zeitnahe neurologische Re-Evaluation schwierig. Um ein frühestmögliches „neurologisches Fenster" zu gewährleisten, eignen sich daher eher kurzwirksame Benzodiazepine wie Midazolam.

▶ Übersicht Medikamente beim Krampfanfall

Wirkstoff	Handelsname	Halbwertszeit (h)
Lang wirkend (HWZ > 24 h)		
Clonazepam	Rivotril®	34
Diazepam	Valium®	32
Mittellang wirkend (HWZ 5 – 24 h)		
Flunitrazepam	Rohypnol®	15
Lorazepam	Tavor®	14
Oxazepam	Adumbran®	12
Bromazepam	Lexotanil®	12
Kurz wirkend (HWZ < 5 h)		
Midazolam	Dormicum®	2,5

▶ Diazepam (Valium®)

Bei Nicht-Verfügbarkeit von kurzwirksamen Benzodiazepinen kann alternativ Diazepam verwendet werden. Die Gabe kann intravenös oder rektal erfolgen. Kinder mit einem Körpergewicht bis 15 kg erhalten 5 mg rektal. Kinder ab 15 kg erhalten 10 mg rektal.

▶ Lorazepam (Tavor®)

Lorazepam ist die aktuell von der Deutschen Gesellschaft für Neurologie empfohlene Initialtherapie für den Rettungsdienst. Die Gabe kann entweder intravenös (2–4 mg) oder bukkal (2,5 mg) erfolgen.

▶ Midazolam (Dormicum®)

Aufgrund der kurzen Wirkdauer von ca. einer Stunde eignet sich Midazolam sehr gut zum Durchbrechen von Krampfanfällen. Midazolam kann sowohl intravenös (5 mg) als auch intranasal (10 mg) verabreicht werden.

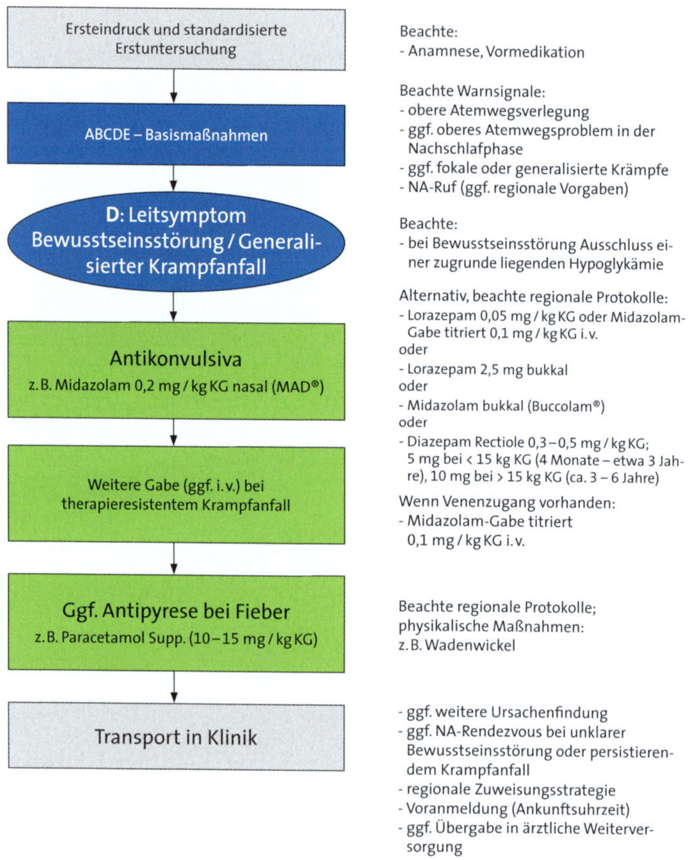

Abb. 10 ▶ Algorithmus Leitsymptom „Generalisierter Krampfanfall“

3.5 Infektiologie

Sepsis

MEDIKAMENTE

- Kristalloide Infusionslösungen

Sepsis ist die Antwort des Körpers auf eine Infektion. Die Diagnose setzt sich zusammen aus dem Erkennen dieser Reaktion mit Fieber, Tachykardie, Tachypnoe und (innerklinisch) Leukozytose sowie der Begründung dieser Symptome durch eine Infektion als Ursache. Der zentrale Pathomechanismus der Sepsis ist das Zusammenbrechen der Glykokalix als Träger der Gefäßbarriere für Wasser, mit der Folge von Ödembildung und intravasalem Volumenmangel. Ziele der Therapie sind die frühe Stabilisierung und eine erfolgreiche Antibiotikatherapie. Jede Stunde Zeitverlust lässt die Überlebensrate um rund 7% sinken.

▶ Kristalloide Infusionslösungen (Sterofundin®)

Obwohl der Volumeneffekt bei septischen Patienten geringer ist als im Normalfall, reduziert die frühe präklinische Volumengabe die Gesamtsterblichkeit. Patienten, bei denen der Verdacht auf eine Sepsis besteht, sollten 1.000 ml Vollelektrolytlösung erhalten (siehe auch → Hypotonie).

3.6 Intoxikation

MEDIKAMENTE

- Atropin (Intoxikation mit Alkylphosphaten)
- Naloxon (Intoxikation mit Opioiden)

▶ Atropin

Alkylphosphate werden in der Schädlingsbekämpfung eingesetzt (z.B. E605) und führen durch eine irreversible Hemmung der Acetylcholinesterase zu einer Parasympathikotonie. Als spezifisches Antidot wird Atropin eingesetzt. Hierdurch kommt es zu einer kompetitiven Hemmung der muskarinergen Acetylcholinrezeptoren. Die initiale Dosis beträgt 5 mg. Die repetitive Gabe erfolgt je nach Situation bis zum Verschwinden der Vagussymptomatik (Bradykardie, erhöhter Speichelfluss).

▶ Naloxon (Narcanti®)

Naloxon dient als Antidot für Intoxikationen mit Morphinderivaten. Neben den herkömmlichen Applikationswegen kann Naloxon auch intranasal verabreicht werden. In der praktischen Anwendung empfiehlt sich zunächst die Verabreichung von 0,4 mg s.c. als Depot, falls im Verlauf kein i.v. Zugang etabliert werden kann oder nach übermäßiger i.v. Applikation der wiedererwachte Patient sich einer weiteren Behandlung entzieht. Kommt es bei

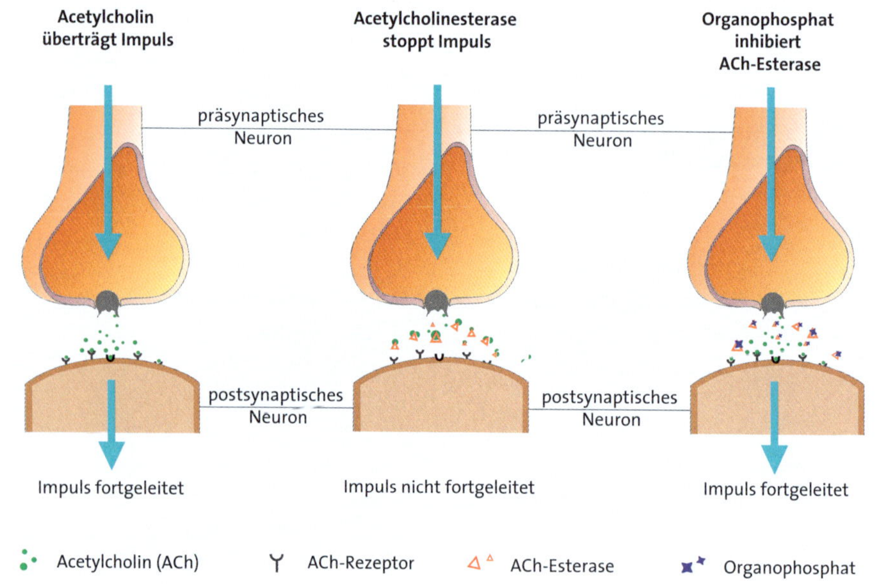

ABB. 11 ▶ Wirkung von Organophosphaten im synaptischen Spalt

Vorliegen einer typischen Klinik trotz Naloxongabe zu keiner Besserung, muss an ein Bodypackersyndrom (Freisetzung von Opioiden im Gastrointestinaltrakt zwecks Drogenschmuggels) gedacht und die Naloxondosis erhöht werden. Aufgrund des häufig aggressiven Auftretens der Patienten nach Antagonisierung ist auf eine vorsichtige Titration zu achten.

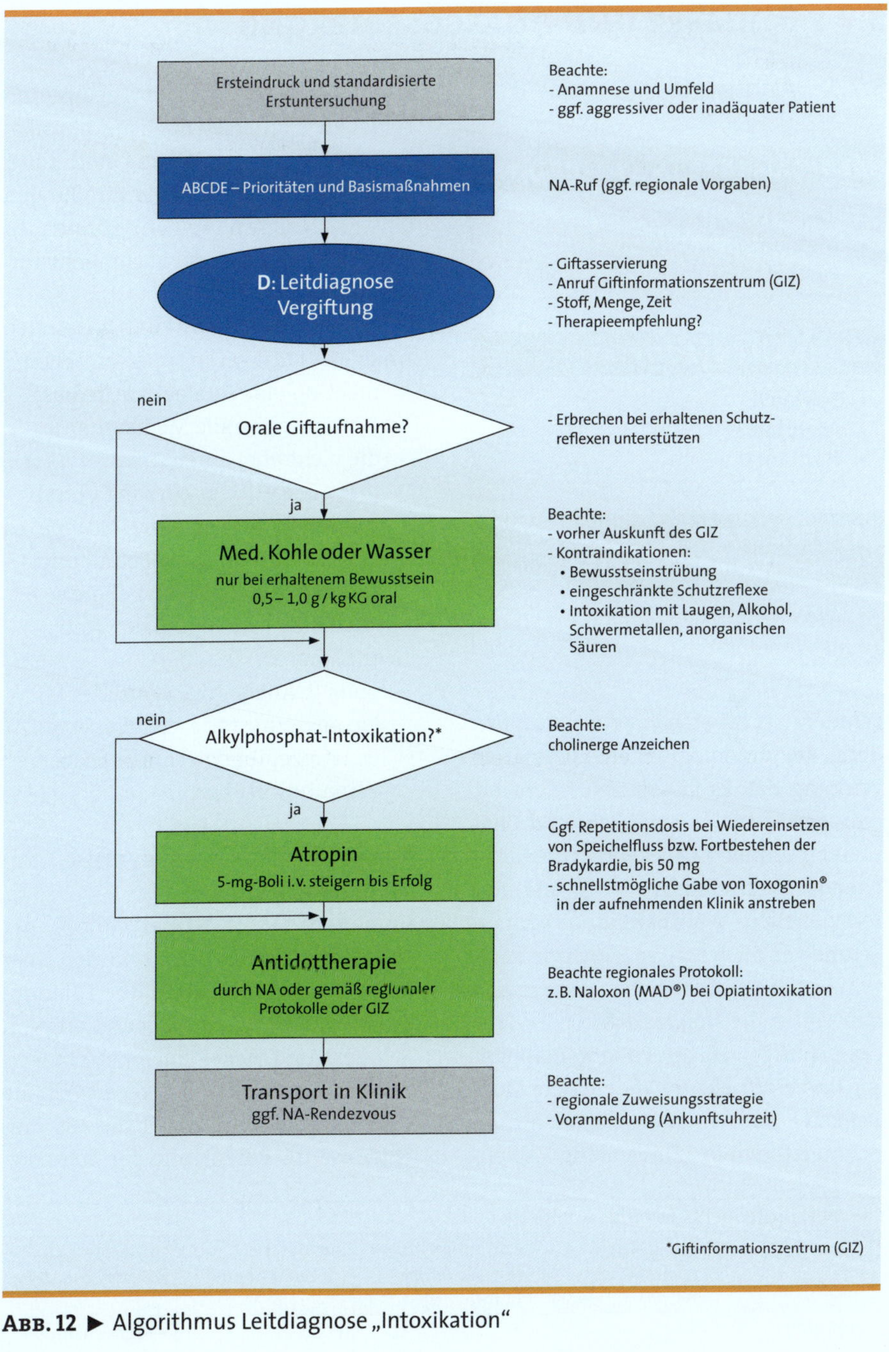

Abb. 12 ▶ Algorithmus Leitdiagnose „Intoxikation“

3.7 Schmerz und Analgosedierung

3.7.1 Analgesie

MEDIKAMENTE (NICHT-OPIATE)

- Ibuprofen
- Metamizol
- Paracetamol

MEDIKAMENTE (OPIATE)

- Fentanyl
- Morphin
- Piritramid

MEDIKAMENTE (SONSTIGE ANALGETIKA)

- Butylscopolamin
- (Es-)Ketamin

Schmerz ist eine subjektive Empfindung, die physiologisch eine warnende Wirkung hat. Es lassen sich Intensität (von gering bis unerträglich) und Charakter (brennend, drückend, dumpf, stechend) unterscheiden. Aufgrund der individuellen Wahrnehmung können Schmerzen auch eine ausgeprägte emotionale Komponente haben. Dies macht zum einen die Notwendigkeit der Therapie vom jeweiligen Patienten abhängig und eröffnet zum anderen die Möglichkeit der nicht-medikamentösen Schmerztherapie (Zuwendung, Ablenkung). Je nach Art und Lokalisation sprechen Schmerzen auch auf physikalische Therapie an. Wärme und Kälte, aber auch Alternativempfindungen (Pusten, Drücken, Reiben) können zu einer Minderung der Schmerzwahrnehmung führen.

Je nach Rezeptorwirkung lassen sich Analgetika in zwei Gruppen einteilen:

- nicht-opioide Analgetika: In diese Gruppe fallen alle Medikamente, die nicht über einen Opiatrezeptor ihre analgetische Wirkung entfalten. Medikamente dieser Gruppe fallen nicht unter das Betäubungsmittelgesetz. Zu ihnen gehören auch die nicht-steroidalen Antirheumatika (NSAR).
- opioide Analgetika: Hierunter fallen alle Wirkstoffe, die über einen Opiatrezeptor eine analgetische Wirkung ausüben.

Nicht-opioide Analgetika

▶ Ibuprofen

Ibuprofen gehört zu der Gruppe der NSAR und wurde bereits in den 50er Jahren entwickelt. Seit 1989 ist Ibuprofen in Deutschland zur Behandlung von Schmerz und Fieber, auch bei Kindern, zugelassen. Es hemmt reversibel die Cyclooxygenasen I und II, die aus Arachidonsäure Botenstoffe für Schmerz-

▶ Wirkprofil nicht-opioider Analgetika

	analgetisch (schmerzhemmend)	antiphlogistisch (entzündungshemmend)	antipyretisch (fiebersenkend)	spasmolytisch (krampflösend)
Ibuprofen	+++	+	+	++ (Uterusmuskulatur)
Metamizol	+++	0	+++	+++
Paracetamol	++	0	++	0

empfindung, Entzündung, Gefäßneubildung und Thrombozytentätigkeit herstellen (Prostaglandine, Thromboxane). In geringen Dosierungen wirkt Ibuprofen analgetisch und antipyretisch (fiebersenkend), ab 600 mg Einzeldosis auch entzündungshemmend. So wie alle NSAR hemmt es ebenfalls die Thrombozytenfunktion. Dieser Effekt ist jedoch reversibel. Da es mit ASS um den gleichen Wirkort konkurriert, kann die parallele Daueranwendung bei Risikopatienten zu einer erhöhten Rate von kardiovaskulären Ereignissen führen. Ibuprofen kann oral oder rektal in gleicher Dosis gegeben werden.

▶ Metamizol (Novalgin®)

Im Vergleich zu anderen NSAR hat Metamizol eine stärkere analgetische Potenz. Gleichzeitig besitzt Metamizol glattmuskelrelaxierende Eigenschaften, die es insbesondere bei kolikartigen Schmerzen wertvoll machen. Die zu schnelle intravenöse Applikation kann zum Zusammenbrechen des peripheren Widerstands bis hin zum Kreislaufstillstand führen, weshalb die Gabe stets als Kurzinfusion erfolgen soll. In einigen europäischen Ländern (Schweiz) und den USA ist Metamizol nicht zugelassen, da es in Einzelfällen eine lebensbedrohliche Agranulozytose (Störung der Bildung weißer Blutkörperchen) auslösen kann.

▶ Paracetamol (Perfalgan®)

Das in den USA Acetaminophen genannte Medikament wird seit 1887 zur Analgesie und Fiebersenkung verwendet. Anders als andere NSAR ist Paracetamol nicht entzündungshemmend. Dafür wirkt es jenseits der Cyclooxygenase-Hemmung auch an den endogenen Serotonin- und Cannabinoidrezeptoren, was die schwach entspannende, beruhigende und euphorisierende Wirkung begründet. Paracetamol zeigt in empfohlenen Dosen nur sehr wenige Nebenwirkungen. Eines seiner Abbauprodukte, das N-Acetyl-p-benzochinonimin (NAPQI), ist jedoch hoch reaktiv und dementsprechend toxisch. NAPQI wird durch sofortige Glucuronidierung inaktiviert. Bei sehr hohen Dosen kommt es zur Erschöpfung der Glucuronidierung und als Folge zur umfangreichen Zerstörung von Lebergewebe mit anschließendem Leberversagen. Aus diesem Grund darf Paracetamol nur in einer Dosis von 500 mg/Tablette verkauft werden. Für Suppositorien sind dagegen 1.000 mg durchaus üblich. Bis zu einer Dosis von 150 mg/kg KG (80-kg-Patienten: 12 g = 24 Tabletten) ist jedoch nicht mit Schäden zu rechnen.

Opioide Analgetika

Bei den Opioiden handelt es sich um eine Stoffgruppe, die sich durch eine morphiumartige Wirkung an den Opioidrezeptoren definiert. Insbesondere die Wirkung an den µ-Rezeptoren (griech. „m“) entfaltet dabei die gewünschte analgetische und sedierende, aber auch atemdepressive Wirkung. Das komplexe Zusammenspiel aus insgesamt fünf bekannten und weiteren unbekannten Rezeptoren sowie das Vorhandensein von agonistischer, aber auch antagonistischer Wirkung macht die Unterschiede in der Vielzahl der Opioide aus. Präklinisch sind lediglich die „reinen Agonisten“ von Interesse.

▶ Charakteristik opioider Analgetika			
	rel. Potenz	**An-schlags-zeit**	**Wirk-dauer**
Morphin	1	5–10 min	3–5 h
Fentanyl	100–300	2–3 min	20–30 min
Piritra-mid	0,7	ca. 5 min	4–6 h

▶ Morphin (MSI®)

Morphin gehört zu der Gruppe der starken Analgetika und wird entweder synthetisch hergestellt oder aus dem Saft des Schlafmohns (Papaver somniferum) gewonnen. Es ist der „Veteran" unter den Opiaten und gilt als Referenzgröße für die Wirksamkeit. Morphin weist eine ausgeprägte euphorisierende und sedierende Wirkung auf und kann sowohl intravenös als auch subkutan oder intramuskulär injiziert werden. Auch eine orale Anwendung ist möglich, wobei Morphin nur schlecht resorbiert wird (Bioverfügbarkeit 20–40%). Zur Analgesie von starken Schmerzen wird Morphin langsam titriert in Boli à 2–3 mg i.v. verabreicht.

▶ Fentanyl

Im Vergleich zu Morphin besitzt Fentanyl eine analgetische Potenz von ca. 100–300. Die verwendeten Dosen sind deshalb entsprechend geringer. Die Halbwertszeit ist deutlich kürzer als die von Morphin und durch die Umverteilung im Körper bedingt. Besonders bei wiederholter Gabe kann sich die Wirkdauer aufgrund gefüllter Speicher deutlich verlängern. In Extremfällen (Langzeitanwendung auf Intensivstation) kann sie im Bereich von Tagen liegen. Präklinisch wird Fentanyl häufig zur Narkoseeinleitung verwendet, kann aber auch zur Analgesie benutzt werden.

▶ Piritramid (Dipidolor®)

Piritramid ist bei äquipotenter Dosierung etwas stärker sedierend als Morphin, weist aber gleichzeitig weniger Nebenwirkungen (Übelkeit, Erbrechen, Hypotonie) auf. Die Atemdepression ist bei beiden Medikamenten ähnlich stark ausgeprägt. Aufgrund der langen Wirkdauer lässt sich Piritramid bei akuten Schmerzen gut einsetzen und wird auch im klinischen Alltag häufig angewendet.

Sonstige Analgetika

▶ Butylscopolamin (Buscopan®)

Hierbei handelt es sich um einen Antagonisten am Muskarinrezeptor. Durch die vermittelte Parasympathikolyse kommt es, analog zum Atropin, zu Tachykardien, Mundtrockenheit und dem Erschlaffen von glatter Muskulatur. Mit dieser Wirkung findet Butylscopolamin Einsatz bei Nieren- und Gallenkoliken, ebenso wie bei abdominellen Krämpfen und Menstruationsbeschwerden. Hierzu werden 20 mg langsam titriert i.v. verabreicht.

▶ Ketamin (Ketanest®)

Durch die Wirkung am NMDA-Rezeptor hat Ketamin jenseits seiner dissoziativen (bewusstseinstrennenden) Eigenschaften auch primär analgetische Wirkung. In niedrigen Dosen ergänzt es die Wirkung von Nicht-Opiaten wie NSAR. Die in höherer Dosis eintretende Dissoziation kann mit äußerst unangenehmen, wahnhaften Fantasien verknüpft sein, weshalb spätestens dann eine begleitende Sedierung mit Benzodiazepinen erfolgen sollte. Auch wenn sich die Wahrscheinlichkeit für das Auftreten von Halluzinationen durch die Einführung von (Es-)Ketamin im Vergleich zu Ketamin deutlich verringert hat, kann es auch unter (Es-)Ketamin zu schweren Wahnvorstellungen kommen (siehe auch → Analgosedierung).

3.7.2 Analgosedierung

MEDIKAMENTE (NICHT-OPIATE)

- (Es-)Ketamin
- Midazolam

Die Übergänge von Analgesie über Analgosedierung bis zur Narkose verlaufen fließend. Bleibt das Bewusstsein im Rahmen der Analgesie weitestgehend unbeeinflusst, ist es bei der Narkose als Therapieziel vollständig aufgehoben. Die Analgosedierung bewegt sich in den schillernden Graubereichen dazwischen. Ziel ist die Abschottung des Patienten vor unangenehmen und/oder schmerzhaften Außeneinflüssen, ohne einen Verlust von Atmung und Schutzreflexen herbeizuführen. Dies wird zumeist durch die Auslösung einer ante- wie retrograden Amnesie in Verbindung mit einer potenten Analgesie erreicht. So wird innerklinisch für Magenspiegelungen eine Analgosedierung, für Operationen am Magen eine Narkose eingesetzt.

Rettungsdienstlich wird eine Analgosedierung zumeist durch die Kombination von (Es-)Ketamin (Analgesie) und Midazolam (Sedierung) ausgelöst. Basis der Analgosedierung ist die analgetische und auch hypnotische Komponente des (Es-)Ketamin. Die Gabe von Midazolam soll dabei die unerwünschten Nebenwirkungen (z.B. wahnhafte Fantasien) des (Es-)Ketamin unterdrücken.

Wird (Es-)Ketamin durch Opiate ersetzt, muss aufgrund der Reduktion des Atemantriebs vorsichtiger dosiert werden.

Die Indikation zur Analgosedierung sollte im Rettungsdienst sehr streng gestellt werden. Im Vergleich zum klinischen Alltag haben Patienten im Rettungsdienst ein deutlich erhöhtes Risiko, das nicht zuletzt durch den Grund des Notfalls (z.B. eingeklemmter Patient mit bestehender Kreislaufinstabilität) bedingt ist. Hinzu kommen weitere Aspekte wie:

- erhöhte Aspirationsgefahr (alle Notfallpatienten gelten als nicht nüchtern)
- eingeschränkte Anamnesemöglichkeit (Allergien, Vorerkrankungen, Medikamentenunverträglichkeiten)
- bestehende Kreislaufinstabilität (kann durch Analgosedierung verschlimmert werden)
- ungünstige Gegebenheiten (Zeitdruck, Umgebung, Personal)
- ggf. Beatmungs- oder Intubationsprobleme (bei zu tiefer Analgosedierung)
- klinisch-neurologische Diagnostik (z.B. beim Schädel-Hirn-Trauma) nur noch eingeschränkt oder gar nicht möglich.

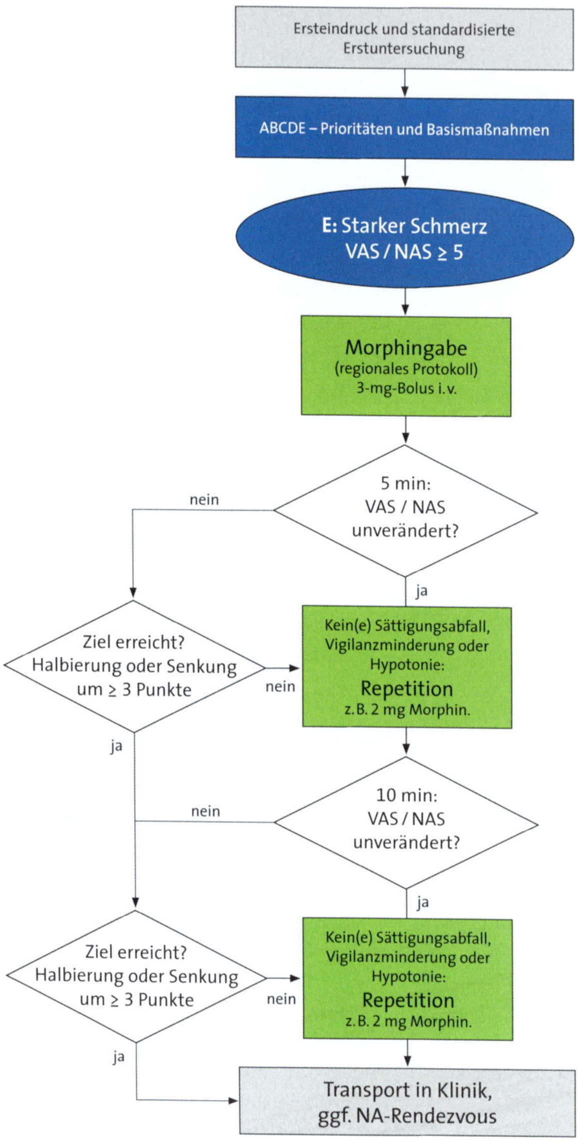

Grundvoraussetzungen für die Anwendung von BtM müssen mittels regionaler Protokolle geregelt sein.

Basismaßnahmen der Schmerzbehandlung durchführen:
- Ruhigstellung / Lagerung
- Zuwendung
- Notarztalarmierung, beachte regionale Vorgabe
- Monitoring Pulsoxymetrie, AF und Vigilanz
- grundsätzlich Sauerstoffinhalation

Beachte:
- Einstufung Schmerzintensität durch den Patienten über ein Skalierungssystem (z. B. VAS, FPS, NAS)
- Dokumentation z. B. VAS: 0 – 10

Beachte:
- ohne Selbsteinstufung oder Bewusstseinstrübung: keine medikamentöse Analgesie

Beispiel Morphin:
- 10 mg / 10 ml NaCl 0,9% (1 mg/ ml)
- < 30 kg KG: 0,1 mg / kg KG
- bei Übelkeit: Antiemese
- regionales Protokoll

Bei ABCDE-Problemen (Verlaufskontrolle) ABC-Maßnahmen einleiten und Analgesie stoppen

Beachte:
- Schmerzintensität?
- Schmerzlinderung beginnt?
- ABC weiterhin stabil?
- sonst ABC-Maßnahmen durchführen, keine weitere Morphingabe, NA-Ruf
- Transportvorbereitung und Lagerung möglich?
- Transportbeginn?

Bei ABCDE-Problemen (Verlaufskontrolle): ABC-Maßnahmen einleiten und Analgesie stoppen

Beachte:
- Notarztnachforderung regionale Vorgaben

Beachte:
- regionale Zuweisungsstrategie
- Voranmeldung (Ankunftsuhrzeit)
- BTM-Dokumentation, QM ÄLRD
- ggf. Übergabe in ärztliche Weiterversorgung

Abb. 13 ▶ Algorithmus Leitsymptom „Schmerz"

3.8 Gastroenterologie

Übelkeit und Erbrechen

MEDIKAMENTE

- Dimenhydrinat
- Metoclopramid
- Ondansetron

Ähnlich wie andere Schutzreflexe (z.B. Hustenreflex) stellt der Brechreiz einen Abwehrreflex des Verdauungstrakts dar. Die auslösenden Reize sind vielfältig und umfassen neben Bewegungen (Reiseübelkeit), optische und olfaktorische Stimuli, Toxine, Medikamente, aber auch starke Schmerzen oder Angst. Die entsprechenden Rezeptoren wirken dabei über Neurotransmitter (z.B. Dopamin, Histamin, Acetylcholin, Serotonin) auf das in der Formatio reticularis gelegene Brechzentrum.

Übelkeit und Erbrechen spielen in der notfallmedizinischen Versorgung eine große Rolle. Vor allem die Kombination von Stress, Angst, Gabe von Medikamenten und Transport im Rettungsmittel kann leicht zu Erbrechen führen. Dabei stellt das Erbrechen selbst eine körperliche Belastung dar und sollte bei instabilen Patienten (z.B. Herzinfarkt) bestmöglich vermieden werden.

▶ Dimenhydrinat (Vomex A®)

Dimenhydrinat gehört zu den Antihistaminika und wirkt durch Blockade des H_1-Rezeptors. Vomex A® gehört zu den am weitesten verbreiteten Antiemetika im Rettungsdienst. Aufgrund seiner antihistaminergen Wirkung kann Dimenhydrinat zu Benommenheit und Somnolenz führen. Eine neurologische Beurteilung kann hierdurch deutlich erschwert werden, weshalb die Gabe bei neurologischen Notfällen abgewogen werden muss. Dies gilt ebenfalls für Patienten, die Substanzen mit sedierender Wirkung eingenommen haben (z.B. Alkohol, Benzodiazepine, Antidepressiva, Opioide). Hier kann die Gabe von Dimenhydrinat zu einer Wirkungsverstärkung führen.

Als kompetitiver H_1-Hemmer kann Dimenhydrinat zudem die Wirkung anderer Antihistaminika (z.B. Clemas-

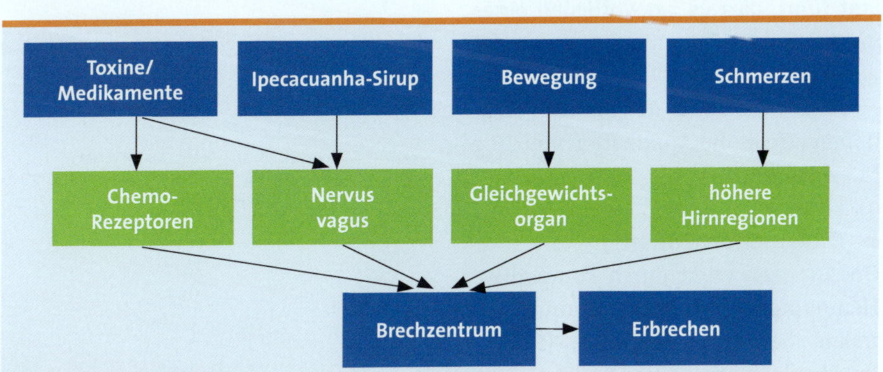

Abb. 14 ▶ Stimuli für das Brechzentrum

tin, Dimetinden) abschwächen, weshalb eine Gabe beim akuten Asthmaanfall oder bei allergischer Reaktion kontraindiziert ist.

Aufgrund der ausgeprägten sedativen Wirkung sollte Dimenhydrinat bei älteren Patienten vorsichtig angewendet werden. In der Praxis erfolgt oft die Gabe einer halben Ampulle (31 mg) i.v. als Bolus, gefolgt von den restlichen 31 mg über eine Infusionslösung.

▶ Metoclopramid (Paspertin®)

Metoclopramid entfaltet neben der Blockierung von zentralen Dopamin-D_2-Rezeptoren auch eine direkte stimulierende Wirkung im Magen-Darm-Trakt. Hierdurch kommt es zu einer Motilitätssteigerung der Magen-Darm-Muskulatur bei gleichzeitig vermindertem Pylorustonus (prokinetische Wirkung).

Aufgrund seiner zentralen Wirkung sollte Metoclopramid nicht bei Patienten mit Störungen des extrapyramidalen Systems (M. Parkinson) oder bei Einnahme von Neuroleptika angewendet werden.

Da Metoclopramid als Prokinetikum zu einer Steigerung der Darm-Motilität führt, darf es bei Vorliegen eines mechanischen Ileus nicht angewendet werden.

Nach Ausschluss der Kontraindikationen erfolgt die Applikation von 10 g Metoclopramid i.v.

▶ Ondansetron (Zofran®)

Ondansetron wirkt durch kompetitive Hemmung der peripheren und zentralen Serotoninrezeptoren (5-HT3). Im Vergleich zu Dimenhydrinat und Metoclopramid ist Ondansetron ein hochpotentes Antiemetikum mit großer therapeutischer Breite und guter Verträglichkeit. Als Medikament zur Behandlung von Übelkeit bei Chemotherapien findet es zunehmend Anwendung in der Anästhesie und Notfallmedizin.

Als Nebenwirkung kann es zu einer dosisabhängigen Verlängerung des QT-Intervalls kommen.

In der Notfallmedizin erfolgt die langsame Gabe von 4 mg i.v. über 1–2 Minuten.

4 Fallübungen

Lösungen und Kommentare zu den folgenden Fallübungen: S. 83 bis 99.

Fall 1

DI., 10.30 UHR,
CHIR. 1, ARMFRAKTUR

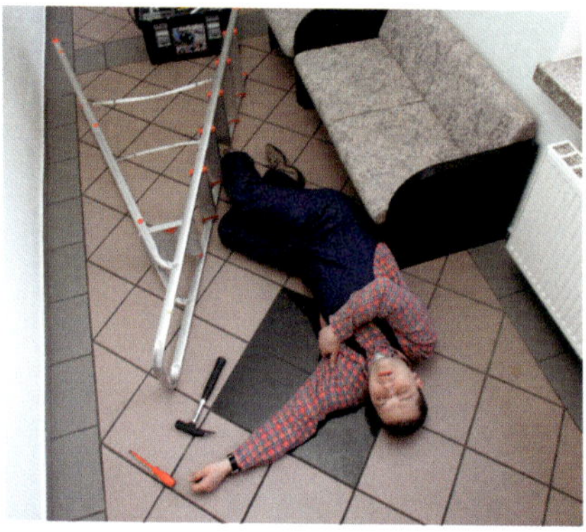

Abb. 1 ▶ Pat. 38 Jahre, männlich, von der Leiter auf den Arm gefallen

A:	Atemweg frei, stöhnender Patient
B:	VAG bds., SpO_2 96%
C:	Rekap. < 2 sec, RR 150/90 mmHg, HF 106/min
D:	GCS 15, kein neurol. Defizit, Pupillen isokor
E:	Schmerzen NRS 10, sichtbare Fehlstellung des Oberarms, BZ 102 mg/dl, Temp. 35,4 °C

Fragen:

1. Bestellen Sie einen Notarzt zur Einsatzstelle?
2. Welche Angaben zur Anamnese erachten Sie für den direkten weiteren Verlauf als besonders wichtig?
   1.) Allergien
   2.) Medikamente
   3.) Vorerkrankungen
   4.) Letzte Mahlzeit
   5.) Ereignisse in Bezug auf den Notfall
3. Für eine Analgosedierung mit S-Ketamin würden Sie, nach vorheriger Midazolam-Gabe, unter Verwendung von 50-mg-/2-ml-Ampullen und eines Patientengewichts von 80 kg wie viel ml als Gabe erwarten?
   1.) 0,1–0,2 ml
   2.) 1,6–2,5 ml
   3.) 0,4–0,8 ml
   4.) 2,5–5 ml
   5.) 5–8 ml

Fall 2

FR., 19.45 UHR,
CHIR. 1, STURZ

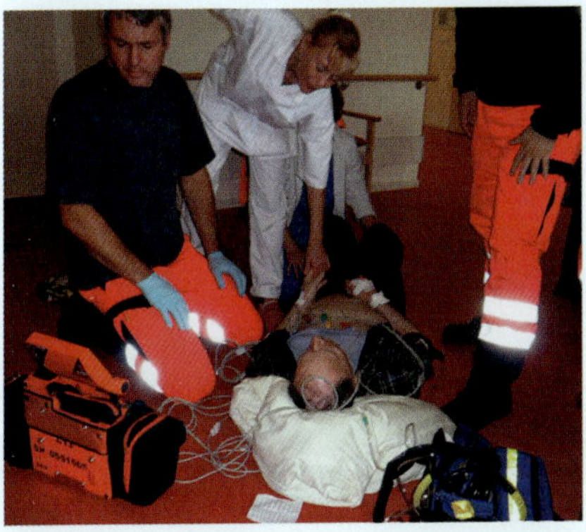

ABB. 2 ▶ Pat. 84 Jahre, männlich, an der Teppichkante weggerutscht

A:	Atemweg frei, stöhnender Patient
B:	spastisches AG, vereinzelte RG, SpO_2 84%, O_2 diskonnektiert
C:	Rekap. ca. 2 sec, RR 190/100 mmHg, HF 89/min, arr.
D:	GCS 15, kein neurol. Defizit, Pupille li. > re.
E:	Schmerzen NRS 7–8 rechte Hüfte/Oberschenkel, BZ 192 mg/dl, Temp. 37,5 °C

FRAGEN:

1. Bestellen Sie einen Notarzt zur Einsatzstelle?
2. Eine suffiziente Analgesie ist das Recht jedes Patienten und gehört zu den ureigensten Aufgaben des Rettungsdienstes. Trifft das Ihrer Ansicht nach zu?
3. Es wird folgende Anamnese erhoben:
   - Allergien: Penicillin, Jod
   - Medikamente: Bisoprolol, Amlodipin, Metformin, Marcumar, Simvastatin, Ramipril, Budesonid DA, Foster DA, Salbutamol b. Bed., Torasemid, Zopiclon z. Nacht, Lantus am Abend, Actrapid n. BZ
   - Vorerkrankungen in einem Arztbrief: COPD Gold IV°, AA bei VHF, KHK mit Z.n. ACVB, ICM NYHA IV°, pAVK III°, IDDM
   - Letzte Mahlzeit vor 35 Minuten.

   Welche Analgesie würden Sie empfehlen?

Fall 3

DI., 8.45 UHR,
NACHFORDERUNG

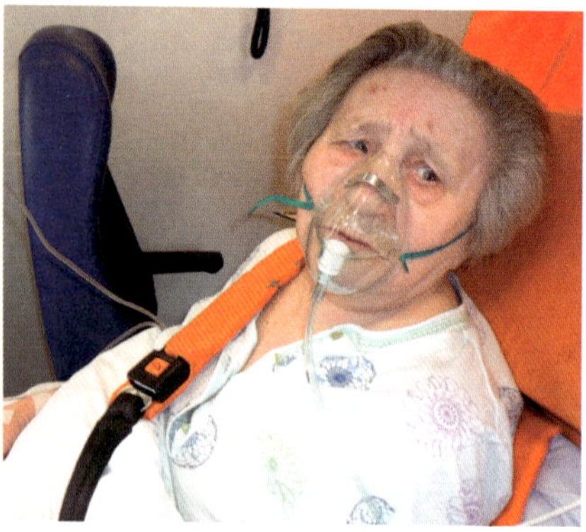

ABB. 3 ▶ Pat. 73 Jahre, weiblich, Nachforderung vom KTW, Luftnot, AZ-Verschlechterung

A:	Patientin antwortet, kurzatmig
B:	VAG bds., grobe RG, SpO_2 86%
C:	Rekap. ca. 2 sec, RR 175/85 mmHg, HF 149/min, arr.
D:	GCS 15, Pupillen isokor
E:	BZ 125 mg/dl, Temp. 36,5 °C

FRAGEN:

1. Wie lautet das führende Problem der Patientin (ABCDE)?
2. Bestellen Sie einen Notarzt zur Einsatzstelle?
3. Welchen Therapieansatz halten Sie für vielversprechend?
   1.) Volumengabe
   2.) Herzfrequenzsenkung
   3.) CPAP/ASB-Beatmung
   4.) Diuretika
   5.) Opiatgabe

Fall 4

SO., 1.34 UHR,
AKUTES ABDOMEN

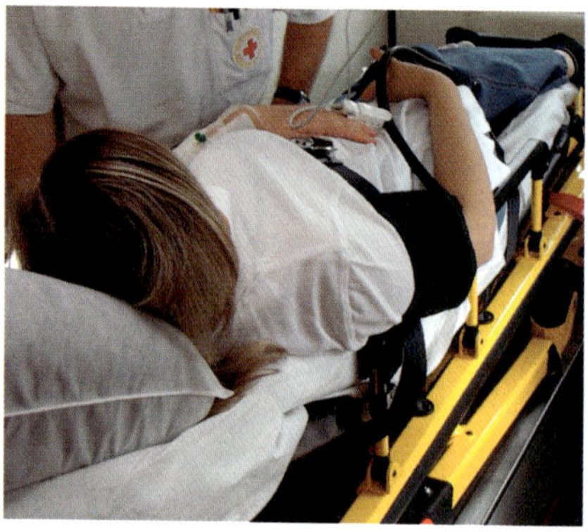

ABB. 4 ▶ Pat. 38 Jahre, weiblich, seit 23.00 Uhr plötzlich beginnende, krampfartige Schmerzen des rechten Oberbauches mit Ausstrahlung in die Schulter

A:	frei
B:	VAG bds., SpO_2 96%
C:	Rekap. < 2 sec, RR 140/85 mmHg, HF 92/min
D:	GCS 15, Pupillen isokor
E:	BZ 145 mg/dl, Temp. 37,5 °C, Schmerzen NRS 2 (im Intervall)/10 (in der Kolik)

FRAGEN:

1. Welches Medikament würden Sie zur Analgesie empfehlen/verwenden?
   1.) Buscopan
   2.) Novalgin
   3.) Morphin
   4.) Ketanest/Dormicum
   5.) keines

2. Welche Aussage trifft auf Metamizol (Novalgin®) zu?
   1.) kann bei schneller Gabe ein Zusammenbrechen des Gefäßwiderstandes und Kreislaufstillstand auslösen
   2.) kann noch nach Tagen zu einer ggf. tödlichen Neutropenie führen
   3.) ist in Großbritannien, Irland, Schweden, Norwegen und den USA nicht zugelassen
   4.) ist ein ebenso starkes Analgetikum wie Morphin
   5.) kann inhaliert werden.

Fall 5

MI., 10.52 UHR, V.A. INFARKT

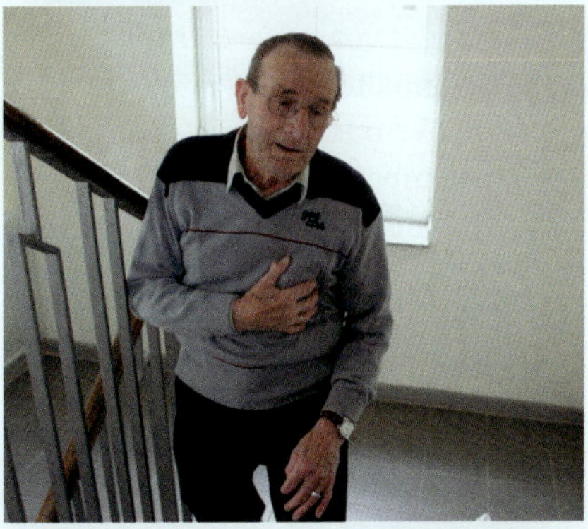

Abb. 5 ▶ Pat. 73 Jahre, männlich, seit 10.49 Uhr schnell entstehender Brustschmerz

A:	frei
B:	VAG bds., SpO_2 96%
C:	Rekap. < 2 sec, RR 130/85 mmHg, HF 85/min
D:	GCS 15, Pupillen isokor
E:	BZ 92 mg/dl, Temp. 35,6 °C, Schmerzen NRS 8

Fragen:

1. Welche Medikamente verbessern regelhaft das Überleben beim ST-Hebungsinfarkt?
   1.) Morphin
   2.) Sauerstoff
   3.) Nitro
   4.) ASS
   5.) Clopidogrel/Brilique® und ähnliche
   6.) Betablocker
   7.) Heparin

2. Wann sollte eine Fibrinolyse im Rettungsdienst erwogen werden?
   1.) bei anhaltender Asystolie und dem Verdacht auf einen Infarkt als Ursache
   2.) bei einer zu erwartenden Transportzeit von > 30–60 Minuten
   3.) bei anhaltender Asystolie und dem Verdacht auf eine Lungenembolie als Ursache
   4.) bei einem vorangegangenen Schlaganfall und folgendem STEMI
   5.) unabhängig von der weiteren Therapie.

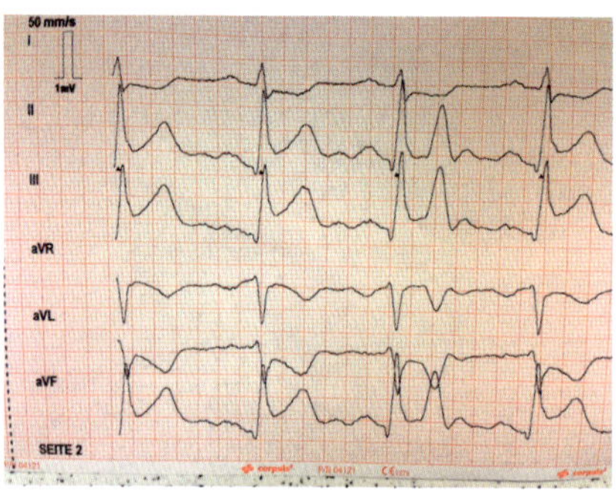

Abb. 5.1 ▶ Extremitätenableitungen

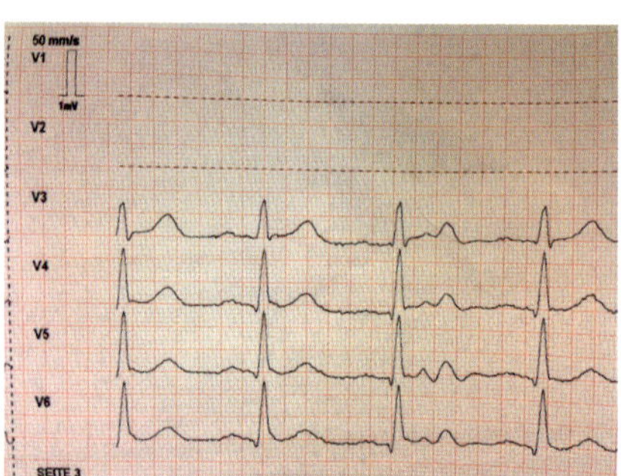

Abb. 5.2 ▶ Brustwandableitungen, zwei Elektroden durch Schweiß verrutscht

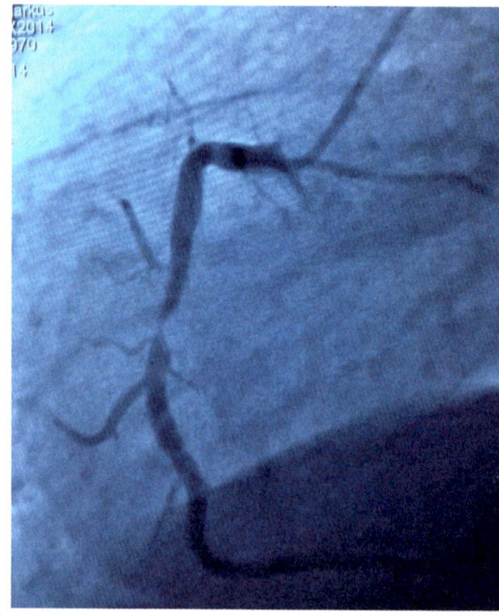

Abb. 5.3 ▶ Gefäß vor Intervention

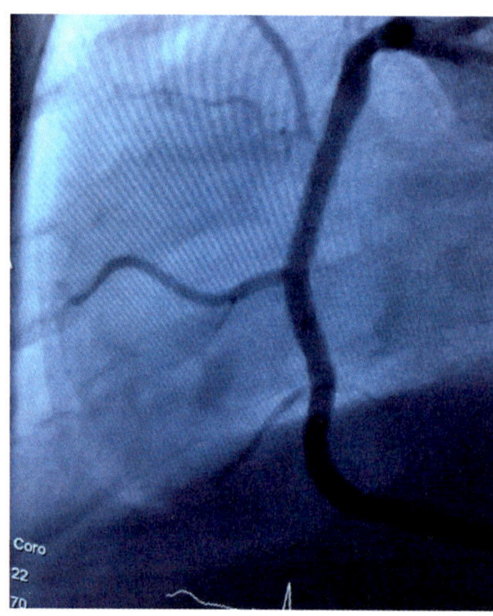

Abb. 5.4 ▶ Gefäß nach Intervention

Fall 6

MO., 2.22 UHR, ATEMNOT

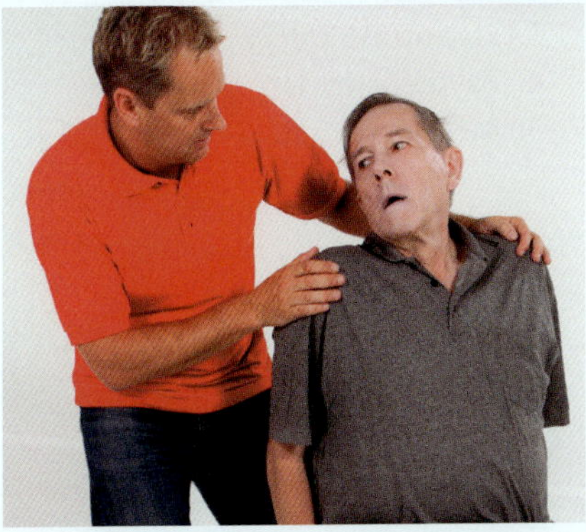

ABB. 6 ▶ Pat. 68 Jahre, männlich, seit Tagen zunehmende Luftnot, jetzt geht's nicht mehr

A:	Orthopnoe, spricht
B:	extrem leises AG bds., Pfeifen, SpO_2 88% unter 6 l Heim-O_2
C:	Rekap. < 2 sec, RR 145/85 mmHg, HF 92/min, rhythm.
D:	GCS 15, Pupillen isokor
E:	BZ 146 mg/dl, Temp. 37,6 °C

FRAGEN:

1. Welches führende Problem hat der Patient?
   1.) A-Problem
   2.) B-Problem
   3.) C-Problem
   4.) D-Problem
   5.) E-Problem
2. Welchen Therapieansatz halten Sie für vielversprechend?
   1.) Salbutamol-/Atrovent-Inhalation
   2.) Magnesium i.v.
   3.) CPAP-/ASB-Beatmung
   4.) Morphin
   5.) Theophyllin
   6.) Midazolam
   7.) Reproterol i.v.

Fall 7

FR., 14.12 UHR, KOPFSCHMERZ

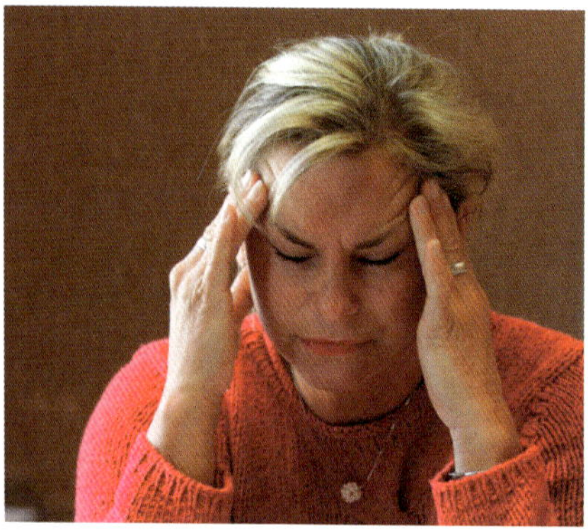

ABB. 7 ▶ Pat. 63 Jahre, weiblich, seit dem Vormittag zunehmender Kopfschmerz

A:	frei
B:	VAG bds., SpO_2 98%
C:	Rekap. < 2 sec, RR 198/104 mmHg, HF 75/min, rhythm.
D:	GCS 15, Pupillen isokor
E:	BZ 109 mg/dl, Temp. 36,2 °C

FRAGEN:

1. Welches führende Problem hat die Patientin?
   1.) A-Problem
   2.) B-Problem
   3.) C-Problem
   4.) D-Problem
   5.) E-Problem

2. Sollte der Notarzt nachgefordert werden?

3. Welche Medikamente in welcher Dosierung und über welchen Applikationsweg bieten sich zur Therapie einer hypertensiven Krise an?
   1.) Nitro 2 Hübe
   2.) Ebrantil 50 mg i.v.
   3.) Ebrantil 15 mg i.v.
   4.) Bayotensin s.l.
   5.) Metoprolol 5 mg i.v.

Fall 8

DI., 11.17 UHR, APOPLEX

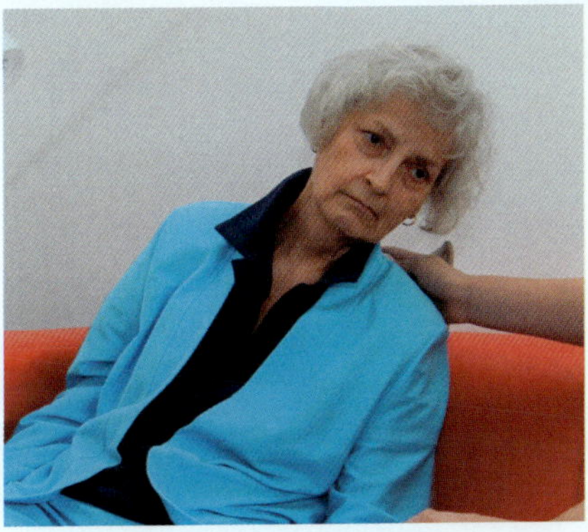

ABB. 8 ▶ Pat. 86 Jahre, weiblich, nicht ansprechbar, bewegt sich nicht

A:	frei
B:	VAG bds., rechts RG, SpO_2 94%
C:	Rekap. < 2 sec, RR 90/50 mmHg, HF 92/min, rhythm.
D:	GCS 14, Pupillen li. > re., keine verbale Reaktion
E:	BZ 219 mg/dl, Temp. 39,2 °C

FRAGEN:

1. Wie viel Prozent aller Patienten mit schwerer Sepsis versterben im septischen Schock?
   1.) rund 10%
   2.) rund 15%
   3.) rund 25%
   4.) rund 50%
   5.) rund 70%

2. Mit jeder Stunde, die bis zur Gabe eines passenden Antibiotikums verstreicht, erhöht sich die Sterblichkeit um rund wie viel Prozent?
   1.) 1%
   2.) 2%
   3.) 7%
   4.) 10%
   5.) 50%

3. Welcher Therapieansatz ist für Sie vielversprechend?
   1.) Senkung der Herzfrequenz mit Metoprolol
   2.) Fiebersenkung mit Novalgin®
   3.) Blutdrucksteigerung mit Akrinor®
   4.) Steigerung der Sättigung mit Sauerstoff
   5.) großzügige Gabe von kristalliner Infusionslösung

Fall 9

MO., 23.40 UHR, FIEBERKRAMPF

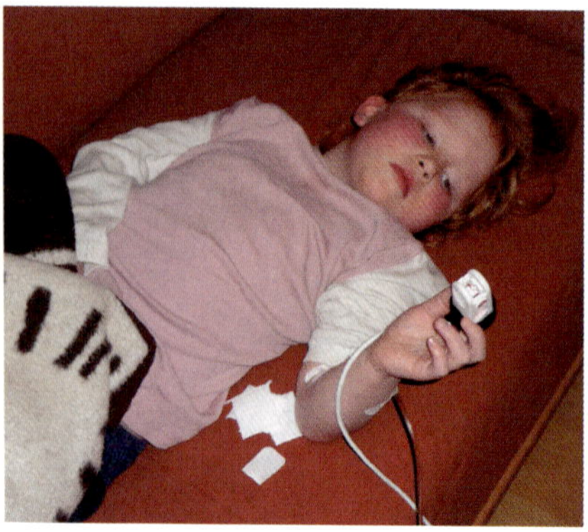

Abb. 9 ▶ Pat. 4 Jahre, männlich, fieberhafter Infekt, von der Mutter krampfend im Bett gefunden

A:	frei
B:	VAG bds., SpO_2 98%
C:	Rekap. < 2 sec, RR 115/75 mmHg, HF 126/min, rhythm.
D:	GCS 13, aufklarend, Pupillen isokor
E:	BZ 119 mg/dl, Temp. 38,7 °C

Fragen:

1. Welches führende Problem hat der Patient?
   1.) A-Problem
   2.) B-Problem
   3.) C-Problem
   4.) D-Problem
   5.) E-Problem

2. Sollte der Notarzt nachgefordert werden?

Fall 10

SO., 8.45 UHR, ZUCKERSCHOCK

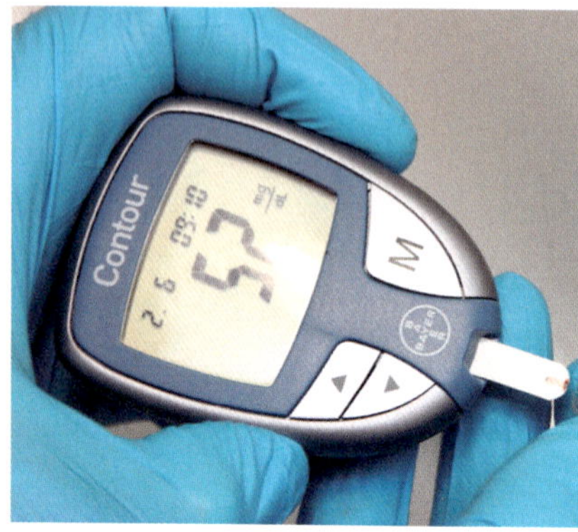

Abb. 10 ▶ Pat. 28 Jahre, bekannte Diabetikerin, 68 kg, gestern spät zu Hause

A:	frei
B:	VAG bds., SpO_2 90%
C:	Rekap. < 2 sec, RR 145/90 mmHg, HF 86/min, rhythm.
D:	GCS 6, Pupillen verzögert lichtreagibel
E:	BZ 37 mg/dl, Temp. 35,2 °C

Frage:

1. Wie viel Glukose wird intravenös benötigt, um den Blutglukosespiegel auf ca. 80 mg/dl zu heben?
   1.) 10 ml Glucose 10%
   2.) 500 ml Glucose 5%
   3.) 10 ml Glucose 5%
   4.) 5 ml Glucose 40%
   5.) 5 ml Glucose 20%

Fall 11

SA., 19.15 UHR, ANAPHYLAXIE

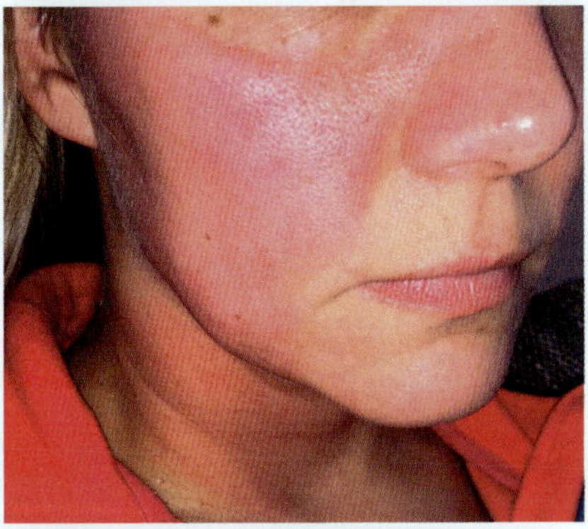

Abb. 11 ▶ Pat. 42 Jahre, Sängerin mit Walnussallergie, Salat gegessen, jetzt Ausschlag und Gesichtsrötung/-schwellung

A:	frei
B:	VAG bds., dez. Spastik, SpO_2 98%
C:	Rekap. < 2 sec, RR 110/70 mmHg, HF 104/min, rhythm.
D:	GCS 15, Pupillen isokor
E:	BZ 132 mg/dl, Temp. 36,1 °C

Fragen:

1. Welches führende Problem hat die Patientin?
   1.) A-Problem
   2.) B-Problem
   3.) C-Problem
   4.) D-Problem
   5.) E-Problem

2. Sollte der Notarzt nachgefordert werden?

Fall 12

DO., 15.30 UHR, WESPENSTICH

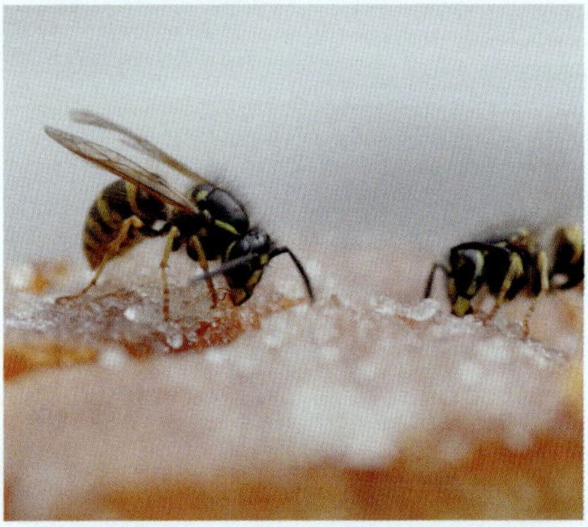

Abb. 12 ▶ Pat. 11 Jahre, männlich, beim Eisessen von einer Wespe in den Rachen gestochen

A:	kehliges, röchelndes Atemgeräusch, Tachypnoe
B:	VAG bds., SpO_2 98%
C:	Rekap. > 2 sec, RR 85/50 mmHg, HF 126/min, rhythm.
D:	GCS 15, Pupillen isokor
E:	BZ 142 mg/dl, Temp. 37,3 °C

Fragen:

1. Welches führende Problem hat der Patient?
   1.) A-Problem
   2.) B-Problem
   3.) C-Problem
   4.) D-Problem
   5.) E-Problem

2. Sollte der Notarzt nachgefordert werden?

3. Welchen Therapieansatz halten Sie für vielversprechend?
   1.) Adrenalin i.m.
   2.) Ranitidin/Fenistil i.v.
   3.) Cortison i.v.
   4.) Adrenalin inhalativ
   5.) Adrenalin i.v.

Antworten Fall 1:

Kommentar zu 1.:
Der Patient ist in den Bereichen ABCD stabil und (zunächst) nicht vital bedroht. Eine Analgesie und ggf. Analgosedierung für eine etwaige Reposition sind angezeigt.

Kommentar zu 2.:
Wir planen eine Analgesie und den Transport ins nächstgelegene geeignete Krankenhaus zur ggf. operativen Versorgung der Oberarmfraktur.

Zunächst ist damit der Zeitpunkt der letzten Mahlzeit (4.) zur Abschätzung des Aspirationsrisikos wichtig. Von einer vollständigen Magenentleerung ist sechs Stunden nach festen Speisen, Fruchtsäften, Alkohol und Milch sowie zwei Stunden nach Wasser, Tee oder schwarzem Kaffee (ohne Milch) auszugehen. Der Patient gilt dann als nüchtern und eine Aspiration, als eine der wichtigsten Komplikationen einer Analgosedierung, kann als unwahrscheinlich angesehen werden.

Eine Medikamentenanamnese (2.) kann sowohl auf bestehende Vorerkrankungen (3.) hinweisen als auch vor möglichen Wechselwirkungen warnen. In unserem Beispiel wäre eine vorherige Opiattherapie (erhöhter Bedarf/erhöhtes Risiko einer Atemdepression), eine vorbestehende Lungenerkrankung (geringere Sauerstoffreserve) oder ein Drogenmissbrauch (Entzug/erhöhter Bedarf/Psychosen unter Ketamin) von Interesse. Eine etwaige Nierenfunktionsstörung hätte ebenso wie eine (angeborene) Herzerkrankung bis auf wenige exotische Ausnahmen kaum Einfluss auf unser weiteres Vorgehen.

Allergien (1.) sind bei den im Rettungsdienst verwendeten analgetischen Substanzen nur bei Novaminsulfon (Novalgin) in relevantem Maße zu erwarten. Im Rahmen der weiteren Therapie im Krankenhaus könnten sie eine Rolle spielen

Ob dem Unfall ein Stromschlag, ein Schwindel, ein Unwohlsein oder eine Synkope vorausgegangen sein könnten (5.), ist für die weitere Diagnostik und Therapie von großer Bedeutung. Auf die Analgesie bei dem oben beschriebenen Patienten haben sie aber wenig Einfluss.

Kommentar zu 3.:
3.) ist richtig.
Die analgetische Dosis von S-Ketamin liegt bei 0,125–0,25 mg/kg Körpergewicht. Dies entspräche bei unserem Patienten 10–20 mg (ein Viertel bis ein Achtel des Körpergewichts). Bei den verwendeten 25 mg/ml (Ampullenbezeichnung häufig irreführend) sind dies 0,4–0,8 ml. Es empfiehlt sich, die Ampulle vorher mit NaCl 0,9% zu verdünnen. Dafür sollten einheitliche Standards verwendet werden, um Missverständnisse und Dosisfehler im Einsatzfall zu vermeiden. Werden z.B. die 50 mg auf ein Volumen von 20 ml verdünnt, so ist die Konzentration 2,5 mg/ml. Dies entspricht einer analgetischen Dosis von 1 ml pro 10 kg Körpergewicht. Für einen 80 kg schweren Patienten würden dann 8 ml erwartet werden. Die wirklich benötigte Dosis hängt von der Menge des vorab verwendeten Midazolam sowie den Vorerkrankungen und dem Zustand des Patienten ab und kann von der errechneten Dosis nach oben und unten erheblich

abweichen. Bei der Verwendung von S-Ketamin empfiehlt sich deshalb eine geduldige, herantastende Gabe und Wirkungsprüfung.

Antworten Fall 2:

Kommentar zu 1.:
In Bezug auf das Ereignisbild weist dieser Fall nicht zufällig deutliche Ähnlichkeiten zum ersten Fall auf. Anders als bei diesem handelt es sich hier um einen offensichtlich mehrfach vorerkrankten Mann mit einem relevanten B-Problem. Auch wenn durch Wiederaufnahme der Sauerstoffgabe sich dieses der Erwartung nach zügig lösen lassen wird, warten dann die arrhythmische Herzaktion mit möglicherweise schmerzbedingter Hypertension und die unter Umständen sturzursächliche Pupillendifferenz auf uns. Der Patient aus dem ersten Fallbeispiel ist in Bezug auf die Durchführung von Narkosen und Analgosedierungen im nüchternen Zustand vom Schwierigkeitsgrad her eher als einfach einzustufen, während der Patient im zweiten Fall sich eher als schwierig darstellt. Dennoch lässt sich in Diskussionen und Fortbildungen häufig die Tendenz erkennen, für den jungen Patienten nach Sportunfall mit Fehlstellung einer Extremität eher einen Notarzt nachzufordern, als für das viel häufigere häusliche Sturzereignis des alten Menschen.

Kommentar zu 2.:
Nähert man sich der Frage von der rechtlichen Grundlage her, so sind Garantenstellung und der Tatbestand der Körperverletzung zu beachten. Eine Körperverletzung begeht, „wer eine andere Person körperlich misshandelt oder an der Gesundheit schädigt" (§ 223 StGB). Hierbei wird für einen Garanten bereits in einer Nichtlinderung von Schmerzen eine Körperverlet-

zung durch Unterlassen nach Eintreten der Handlungspflicht gesehen (BGH LM Nr. 6 zu § 230 StGB). Jenseits der rechtlichen Regelungen und der ethischen Verpflichtung können Schmerzen noch weiterreichende Folgen auslösen. In unserem Beispiel ist die Sorge begründet, durch weiteres Anhalten der in der Intensität als NRS 7–8 beschriebenen Schmerzen und die folgende Hypertension eine kardiale Dekompensation mit Pumpversagen des Herzens auszulösen.

Kommentar zu 3.:

1.) Novalgin
2.) Ketamin/Midazolam
3.) Morphin
4.) Fentanyl
5.) keine

1.) Für Novalgin spricht das geringe akute Nebenwirkungspotenzial. Insbesondere Vigilanz und Spontanatmung bleiben vollständig erhalten. Eine etwaige Blutdrucksenkung, auch bei der obligaten Anwendung als Kurzinfusion, käme durch die Nachlastsenkung dem Anwender entgegen. Zugleich ist die analgetische Potenz von Novaminsulfon aber so gering, dass mit einer ausreichenden Wirkung eher nicht zu rechnen ist. Es werden etwaige spätere Komplikationen wie die Agranulozytose, eine nahezu vollständige Störung der Bildung eines Teils der weißen Blutkörperchen, erkauft, ohne in der Akutsituation eine sichere Stabilisierung der Patientin zu erreichen.
2.) Vorteil der Kombination von Ketamin/Benzodiazepin ist die zunächst intensive Wirkung, die eine schmerzfreie Rettung aus der Wohnung ermöglicht. In langsam titrierender Anwendung kann man sich an das Ausmaß der Wirkung herantasten. Schutzreflexe und Spontanatmung bleiben zumeist erhalten. Zugleich ist bei so hochgradig eingeschränkten Patienten das ideale Maß schnell überschritten; es droht die Atemdepression und beim nicht-nüchternen Patienten, so wie hier, die Aspiration bei herabgesetzten Schutzreflexen. Die „Schublade“ Notfallintubation sollte im Hinterkopf sicherheitshalber geöffnet werden (Material zur Not vorhanden? Algorithmus bekannt? Hilfe/Notarzt ist vor Ort/angefordert/wird benötigt?).
3.) Für Morphin spricht die Wirkdauer, die eine Analgesie bis zur stationären Aufnahme ermöglichen wird. Durch die euphorisierende Wirkung können Entspannungseffekte mit nachfolgender Reduktion des Sauerstoffverbrauchs und der kardialen Last erreicht werden. Zugleich wird der Atemantrieb bei schon vorbestehender Lungenerkrankung mit dem Risiko eines Atemstillstands weiter reduziert. Wenn der Patient mit Übelkeit reagiert, drohen Aspiration und vasovagale Rhythmusstörungen. Noch mehr als bei Ketamin/Midazolam ist hier die mögliche Notwendigkeit zur Notfallintubation und -narkose zu beachten.
4.) Fentanyl ist im Vergleich zu Morphin nicht nur potenter, seine atemdepressive Wirkung ist auch etwas stärker ausgeprägt. Es gelten die gleichen Überlegungen wie zum

Morphin. Ein vorsichtiges „Herandosieren“ ist dringend zu empfehlen und eine etwaige Intubationspflichtigkeit oder ein Erbrechen dürfen die Beteiligten nicht überraschen.

5.) Für das Unterlassen einer Analgesie spricht die Redewendung, dass das Gegenteil von „gut“ nicht „schlecht“ ist, sondern „gut gemeint“. Das Risiko, durch eine Analgosedierung den Patientenzustand durch Atemdepression, Blutdruckabfälle, Aspiration oder Rhythmusstörungen zu verschlechtern, ist bei so schwer vorerkrankten Personen sehr hoch. Gleichzeitig kann auch der Stress, ausgelöst durch die Schmerzen bei Transportversuchen, eine kardiopulmonale Dekompensation auslösen.

Zusammenfassend ist der geschilderte Fall in der Realität häufig anzutreffen, wenn auch vielleicht nicht in der dargestellten Schwere. Hier ist auf den eigenen Eindruck von der Situation zu vertrauen und bei Zweifeln eher früh an das Hinzuziehen eines Notarztes zu denken.

Antworten Fall 3:

Kommentar zu 1:

Der Atemweg ist frei, die Oxygenierung deutlich eingeschränkt. Es führt das B-Problem. Im Weiteren werden die Betrachtungen bedeutsam, die dieses als Folge einer kardialen Problematik interpretieren.

Kommentar zu 2.:

Das Erscheinungsbild verspricht zügige Besserung der Symptomatik durch wenig invasive Therapien und vielleicht Beruhigung. Andererseits war der klinische Eindruck der Patientin in unserem Beispiel schon für die KTW-Besatzung so schlecht, dass sie sich zur Nachforderung entschlossen hat. Zu befürchten ist die vollständige kardiale Dekompensation, und zwar sowohl durch die Hypoxie als auch durch die hohe Herzfrequenz und die damit insbesondere beim alten, vorerkrankten Myokard ggf. deutlich reduzierte Auswurfleistung.

Kommentar zu 3.:

1.) Eine Volumengabe erscheint hier kontraindiziert. Es sind schon feuchte Rasselgeräusche über der Lunge auskultierbar, die offensichtlich auch den Gasaustausch beeinträchtigen – unabhängig davon, ob nun die Tachykardie mit verminderter Auswurfleistung eine Lungenstauung hervorgerufen oder sich im Rahmen einer Flüssigkeitsretention die kardiale Dekompensation sekundär entwickelt hat. Eine weitere Volumenzufuhr kann ein Herzversagen herbeiführen. Einzige Ausnahme im Rahmen der Herzinsuffizienz, und nicht zu diesem Fallbeispiel passend, ist das akute Rechtsherzversagen, das sich eher durch ein Low-Output-Phänomen mit kalten, schweißigen Extremitäten darstellt. Bei diesem kann eine weitere Volumengabe unter engmaschiger Kontrolle der Pumpfunktion hilfreich sein – in unserem Beispiel nicht.

2.) Sicherlich wird eine Senkung der Herzfrequenz die Auswurfleistung verbessern. Mit zunehmendem Alter und insbesondere bei langjährigem Bluthochdruck entwickelt sich eine zunehmende Erschlaffungsstörung der Herzkammer. Aufgrund der erhöhten Steifigkeit z.B. bei der hypertensiven Herzerkrankung kann der Herzmuskel nicht mehr so zügig Blutvolumen in der Diastole aufnehmen. Es entwickelt sich eine diastolische Relaxationsstörung. Noch erschwert wird diese, wenn die Zeit für die Füllung des Herzens durch eine hohe Herzfrequenz verkürzt wird. Eine Frequenzsenkung wird also aller Wahrscheinlichkeit nach die Ursache für das akute B-Problem beheben, kurzfristige Linderung wird sie aber nicht verschaffen.

3.) CPAP/ASB-Beatmung ist hier die Therapie der Wahl. Durch die Übernahme eines Teils der Atemarbeit sinkt der Sauerstoffbedarf und die Sauerstoffversorgung wird durch das Offenhalten vorher atelektatischer Lungenbereiche verbessert. Wichtig ist die ausreichende Erfahrung in der Anwendung dieser Technik, insbesondere das feinfühlige Einstellen der Höhe des positiven endexspiratorischen Drucks (PEEP), der Atmungsunterstützung, sowie, wenn technisch möglich, des Beatmungstriggers und der Steilheit des Unterstützungsdruckaufbaus (Rampe). Mit ein wenig Übung ist das oftmals auch ohne sedierende Maßnahmen am Patienten möglich, diese sollten aber bei panischen oder unkooperativen Patienten in Erwägung gezogen werden. Eine Sedierung mit Benzodiazepinen erscheint aufgrund der zentral muskelrelaxierenden Wirkung wenig hilfreich, die Verwendung von Opiaten sollte vorsichtig gestaltet werden (siehe unten).

4.) Die Volumenentlastung des Körpers durch Diuretika ist ein gangbarer Weg, um das akute B-Problem zu therapieren. Nur benötigt Furosemid rund 30 Minuten, um mit seiner Wirkung so richtig zu beginnen. Und dann wird zu erwarten sein, dass rund 2–6 Liter Negativbilanz (je nach Ausprägung und Körpergewicht) notwendig sind, um eine bleibende Besserung zu erreichen. Negativbilanz ist die Umschreibung für den Unterschied zwischen infundierter und oral aufgenommener Flüssigkeit und ausgeschiedenem Urinvolumen. Wer damit in seinem RTW auf der Fahrt ins Krankenhaus schon zielführend beginnen will, tut sicherlich nichts Falsches, kurzfristig ist aber eher zu Nitraten zu raten. Diese reduzieren durch Pooling in den venösen Gefäßen die Vorlast, also die Menge des „vor" dem Herzen zur Verfügung stehenden Volumens, haben ein schnelles Ansprechen bei guter

Steuerbarkeit und lassen sich als Nitro-Spray zeitnah verabreichen.

5.) Eine Opiatgabe zur Sedierung beim B-Problem scheint eine naheliegende Alternative zu sein und wird seit Langem regelhaft verwendet. Studien zeigen aber, dass insbesondere die Verwendung bei der akuten dekompensierten Herzfrequenz mit mehr Intubationen, längeren Krankenhausaufenthalten und einer erhöhten Sterblichkeit einhergeht (1). Opiate haben einen hohen Stellenwert in der palliativen/Lebensend-Therapie der Luftnot, weil sie den Atemantrieb herabsetzen und Leiden damit lindern. Bei nicht finalen Patienten ist von der grundsätzlichen Verwendung abzuraten. Wenn eine Sedierung zur Durchführung einer CPAP-Therapie notwendig ist, dann sollte vorsichtig und einschleichend dosiert werden. Es soll nicht der Atemantrieb, sondern der Stress reduziert werden. Morphin bietet sich dann eher an als andere Opiate.

Die Therapie des Lungenödems bei akuter Herzinsuffizienz lässt sich am besten im Akronym POND zusammenfassen (2):

P Positiver Druck/Position
O Oxygen/Sauerstoff
N Nitrate
D Diuretika.

Antworten Fall 4:

Kommentar zu 1.:

1.) Buscopan, sprich Butylscopolamin, hat aufgrund des glattmuskel-relaxierenden Effektes seine Stärken in der Therapie krampfartiger Schmerzen. Ziel ist die Erschlaffung des Gallengangs bei hier anzunehmender Gallensteinkolik. Aufgrund seiner Struktur wird Butylscopolamin nahezu nicht ins Zentralnervensystem aufgenommen, weshalb sich sein Nebenwirkungsspektrum auf gelegentliche Tachykardien beschränkt, die im Zweifel einfach „ausgewartet" werden können. Ob seine Wirksamkeit an die von NSAR wie Ibuprofen oder Novalgin heranreicht, wird in einzelnen Studien positiv, in anderen eher zurückhaltend bewertet. Auch die persönlichen Erfahrungen mit der Substanz unterscheiden sich bei verschiedenen Anwendergruppen deutlich voneinander. Eine Gabe erscheint zunächst wenig schädlich und kann durch Infusion erfolgen.

2.) Metamizol ist ein potentes Schmerzmittel, insbesondere für Weichteilschmerzen. Auf die möglichen negativen Wirkungen wird weiter unten näher eingegangen, deshalb hier nur die kurze Empfehlung, es zur Anwendung zu bringen. Wohlgemerkt stets und ausschließlich als Kurzinfusion.

3.) Opiate sind in der Therapie kolikartiger Schmerzen historisch ein wenig verpönt. Dies ist auf die spasmogene Wirkung von Opiaten an der glatten Muskulatur zurückzuführen, die lediglich bei Pethidin etwas weniger ausgeprägt sein soll. Dieser Effekt ist bei ausreichend hohen Dosen aber zu vernachlässigen. Eine Zusammenfassungsarbeit (3) zeigt für die Gallenkolik keine bessere Wirksamkeit für die Opiatgabe auf. Opiate sollten dementsprechend eingesetzt werden, wenn die Analgesie durch andere Substanzen nicht gelingt.

4.) Eine Analgosedierung mit Ketanest und Midazolam hat nur eine kurze Wirkdauer und birgt ein hohes Gefahrenpotenzial – insbesondere im Kontext der Symptomatik im Oberbauch, die mit Übelkeit und Erbrechen einhergehen kann. Von dieser Herangehensweise ist dringend abzuraten.

5.) Ein Transport ohne Analgesie ist, wenn die Koliken nur sehr vereinzelt auftreten, denkbar. Das Lindern von Leid zu unterlassen, wenn nebenwirkungsarme, unkomplizierte Therapiealternativen zur Verfügung stehen, ist jedoch eher als Fehlverhalten einzustufen bis hin zur Körperverletzung durch Unterlassung. Sprechen, anders als in unserem Beispiel, gewichtige Gründe wie Allergien oder Vorerkrankungen gegen eine Therapie mit NSAR oder Buscopan, so kann auf Opiate ausgewichen werden.

Kommentar zu 2.:

1.), 2.) und 3.) sind richtig.

1.) Unabhängig vom grundsätzlichen allergenen Potenzial mit möglichen Blutdruckabfällen hat Metamizol auch eine direkte Wirkung auf den Kreislauf. Mal als Kombination aus hoher Osmolarität und „muskulotrop-spasmolytischer" Wirkung an der glatten Muskelzelle (4), mal als Vaskulitis (5) beschrieben, führt es zu einem Zusammenbrechen des peripheren Widerstands mit konsekutivem Schock. Diese Wirkung scheint insbesondere bei schneller intravenöser Injektion aufzutreten, weshalb die Fachinformation (6) eine Injektionsgeschwindigkeit von höchstens 1 ml (0,5 g Novalgin®) pro Minute empfiehlt. Schockzustände nach intravenöser Metamizol-Applikation sind dabei sehr selten. Die Inzidenz wird je nach Quelle von 1 : 5.000 (7) bis 1% geschätzt. Die Fachinformation definiert sie als „selten" mit einer Inzidenz von 1/10.000 bis 1/1.000.

2.) Die Häufigkeit einer Agranulozytose bei der Gabe von Metamizol wird international kontrovers diskutiert. 1986 gelangte eine vom deutschen Hersteller Hoechst bezahlte Studie zu einer Schätzung der Häufigkeit von 1,1 pro 1 Million Anwendungen pro Woche (8). Diese Studie wurde jedoch unmittelbar wegen schwerwiegender methodischer Fehler heftig kritisiert (9). Eine neuere schwedische Studie ergab ein weitaus höheres Risiko der Agranulozytose von 1 pro 1.439 Verordnungen (10).

3.) Aufgrund eben dieses Agranulozytoserisikos wurde Metamizol in einigen Ländern vom Markt genommen bzw. nicht zugelassen, unter anderem in Schweden, Norwegen, Dänemark, Island, Griechenland, Großbritannien, Irland, Australien, Japan und den USA. In Deutschland, Polen, Österreich und der Schweiz sowie in vielen anderen Ländern vor allem Süd- und Mittelamerikas wird die therapeutische Breite hingegen als hoch eingeschätzt und der Wirkstoff häufig eingesetzt.

Antworten Fall 5:

Kommentar zu 1.:
Nur 4.) ist richtig.

1.) Morphin ist das Mittel der Wahl beim nitrorefraktären Schmerz eines akuten Koronarsyndroms. Vorsicht ist bei hochgradig eingeschränkter Pumpfunktion mit bewusstseinsgemindertem Patienten geboten. Vom European Resuscitation Council werden in seinen Leitlinien Dosen von 3–5 mg empfohlen, ggf. wiederholte Gaben (11). Ein Einfluss auf die Sterblichkeit wurde bisher nicht nachgewiesen.
2.) Sauerstoff führt in zu hoher Dosis zu einer Vergrößerung des Myokardschadens (12). Eine generelle Gabe sollte deshalb unterbleiben. Nach einer Reanimation ist das Ziel eine Sauerstoffsättigung von 94–98%, bei Patienten mit COPD 88–92%. Ein Einfluss auf die Sterblichkeit wurde bisher nicht nachgewiesen.
3.) Glyceroltrinitrat ist ein effektives Analgetikum beim akuten, ischämiebedingten Brustschmerz, sollte aber nicht bei systolischen Blutdrücken von unter 90 mmHg oder bei Aortenklappenstenose gegeben werden. Ein Einfluss auf die Sterblichkeit existiert nicht.
4.) Eine Senkung der Sterblichkeit durch möglichst frühe Gabe ist sowohl für den STEMI als auch den NSTEMI belegt (13). Dieser Effekt besteht auch unabhängig von der gewählten Reperfusionsstrategie.
5.) Für Clopidogrel (Plavix®) gibt es Hinweise auf eine Reduktion der Sterblichkeit beim STEMI, jedoch

unabhängig von der präklinischen oder innerklinischen Gabe, solange sie vor einem Katheter oder einer Lyse erfolgt. Für Prasugrel (Efient®) liegen keine Daten vor, für Ticagrelor (Brilique®) existieren Daten, die für sekundäre Endpunkte Vorteile in der Gabe schon durch den Rettungsdienst sehen. Ein Einfluss auf die Sterblichkeit zeigte sich dort aber nicht. Je nach weiterversorgendem Katheterlabor werden verschiedene Regime bevorzugt. Für alte (> 75 Jahre) und kachektische (< 60 kg) Patienten steigt die Rate an Blutungskomplikationen deutlich an. Beachtet man diese Einschränkungen, ist die Applikation sicher, aber wahrscheinlich nicht relevant für die Gesamtsterblichkeit.

6.) Die zunächst erfreuliche Beobachtung, dass bei bestehender Betablockade die Sterblichkeit beim Infarkt erniedrigt zu sein schien, ließ sich nicht auf die prähospitale Gabe eines Betablockers ausweiten. Im Gegenteil zeigte sich eine erhöhte Rate von Patienten mit kardiogenem Schock, auch wenn die Rate an schweren Rhythmusstörungen sank (14).

7.) Wird das reine Heparin (sog. unfraktioniertes Heparin) vom Rettungsdienst vor einem Herzkatheter gegeben, verbessert sich zwar das angiografische Ergebnis, das Überleben bleibt aber unbeeinflusst (15). Auch für Enoxaparin (Clexane®) ließ sich keine Veränderung der reinen Sterblichkeit darstellen, sondern nur ein Einfluss auf sogenannte „kombinierte Endpunkte" (aus Tod und Re-Infarkt etc.) (16). Heparin sollte bei Patienten mit einem Akuten Koronarsyndrom angewandt werden, da die nachgewiesenen Vorteile die Risiken überwiegen. Wird kein unfraktioniertes Heparin, sondern z.B. Enoxaparin verwendet, sollte zur Verhinderung von Blutungskomplikationen auf eine Dosisanpassung bei Nierenfunktionsstörung geachtet werden.

Kommentar zu 2.:

2.), 3.) und 5.) sind korrekt.

1.) Trotz einzelner Fallberichte verbessert eine Thrombolyse nicht das Überleben einer Reanimation (17).

2.) Jede Transportzeit, die wie beschrieben mit einer relevanten Verzögerung der Revaskularisation, also der Wiederherstellung der myokardialen Durchblutung einhergeht, ist ein Grund, eine Thrombolyse dringend zu erwägen. Je frischer das Infarktereignis, desto größer der Überlebenszuwachs durch die frühere Therapie.

3.) Gehäufte Fallberichte und erste kleine Studien ergeben Hinweise auf einen reproduzierbaren Effekt für einen Reanimationserfolg, auch bei Asystolie, wenn eine Lungenarterienembolie zugrunde liegt. Ist diese Lungenembolie die am ehesten anzunehmende Ursache für eine Reanimationssituation, sollte eine Lyse erwogen werden. Da der Wirkstoff unter den deutlich reduzierten Kreislaufbedingungen nur verzögert an den Wirkort gelangen kann, sollte die kardiopulmonale Reanimation über mindestens 30 Minuten, eher 60 Minuten, fortgesetzt werden. Eine durch Vergleiche belegte Empfehlung zur Mindestdauer kann nicht gegeben werden.

4.) Ein Schlaganfall innerhalb von sechs Monaten vor einer möglichen Lyse ist eine absolute Kontraindikation. Ein etwaig denkbarer Reperfusionserfolg könnte sofort durch eine Hirnblutung zunichtegemacht werden. Weitere absolute Kontraindikationen: Hirntumoren oder -schädigungen, großes Trauma, OP oder Kopfverletzung innerhalb der letzten drei Wochen, gastrointestinale Blutungen innerhalb des letzten Monats, bekannte Blutungsneigung, Aortendissektion.
5.) Entscheidend für die Therapie ist der zu erwartende Vorteil (Zeitgewinn, Reanimationserfolg) im Verhältnis zu den zu erwartenden Risiken (Blutungen). Die weitere Therapie spielt in den Erwägungen zunächst keine Rolle. Es ist auch nach Lyse ein Katheterzentrum zur Versorgung des Infarkts anzufahren.

Antworten Fall 6:

Kommentar zu 1.:
2.) ist richtig.
Der Atemweg ist frei, die Kommunikation möglich, die Sauerstoffsättigung aber trotz Sauerstoffgabe unter 90% bei geklagter Luftnot.

Kommentar zu 2.:

1.) Das extrem leise Atemgeräusch und das auskultierbare Pfeifen sprechen für eine obstruktive Atemwegsstörung. Hier sind Betamimetika, gerade auch in Kombination mit einem Anticholinergikum, sinnvoll. Auch in Anbetracht der vollständig kompensierten Hämodynamik mit bisher nur gering erhöhter Herzfrequenz bietet sich die initiale Vernebelung an.
2.) Magnesium führt jenseits seiner rhythmogenen Wirkungen am Herzmuskel zu einer Erschlaffung glatter Muskelzellen. So kann es zur Blutdrucksenkung und Wehenhemmung in der Geburtshilfe ebenso herangezogen werden wie zur Therapie eines akuten Asthmas. Zur Therapie der akuten Exazerbation einer COPD existiert keine so einheitliche Datenlage, es erreicht wahrscheinlich die Wirksamkeit von Ipratropiumbromid (Atrovent®) (18), kann aber ein Betamimetikum nicht ersetzen. Vorteilhaft sind seine große therapeutische Breite und das unverkennbare Hitzegefühl bei der Injektion. Der „gelernte" chronisch-obstruktive Patient kann auf diesen Effekt fixiert sein und erwartet nach dem Gefühl die Besserung.

3.) Schon im Normalzustand, noch mehr in der Exazerbation muss der COPD-Patient ein immenses Maß an Arbeit für die aktive Atmung verrichten. Der Gedanke hinter der non-invasiven Ventilation ist die Reduktion der Atemarbeit und die damit verbundene Verbesserung des Sauerstoffangebots. CPAP/ASB ist weiterhin Mittel der ersten Wahl in der Therapie der respiratorischen Globalinsuffizienz, auch wenn die diesbezügliche Empfehlung in der Nationalen Versorgungsleitlinie COPD 2012 abgelaufen ist und erst 2018 erneuert werden soll.
4.) Eine Herabsetzung des Atemantriebs in einer schon grenzwertig kompensierten respiratorischen Situation ist nur unter äußerster Vorsicht geboten. Wenn im Rahmen der Luftnot eine so ausgeprägte Unruhe vorherrscht, dass z.B. an eine nichtinvasive Beatmung nicht zu denken ist, kann eine vorsichtige Sedierung erwogen werden. Stets gilt es zu beachten, dass diese den Zustand des Patienten in ein vollständiges Atmungsversagen kippen lassen kann. Die Möglichkeit zur Schaffung einer invasiven Beatmung sollte dementsprechend gegeben sein.
5.) Theophyllin kommt in den Leitlinien bisher nur zum Tragen, wenn die medikamentöse Therapie mit Anticholinergika, Beta-2-Sympathomimetika und systemischen Kortikosteroiden gescheitert ist. Wie bei Magnesium gilt: Der „erfahrene" COPD'ler erwartet ggf. das metallisch schmeckende, Herzklopfen auslösende Gefühl der Theophyllin-Injektion. Ein etwaiger positiver Effekt dieser Erwartungshaltung sollte ggf. genutzt werden, wenn Herzfrequenz und Blutdruck es zulassen.
6.) Midazolam ist aufgrund seiner sedierenden, muskelerschlaffenden Wirkung nahezu kontraindiziert. Wenn eine Sedierung unumgänglich ist, dann sollte auf vorsichtige Opiat-Gaben zurückgegriffen werden.
7.) Die intravenöse Betamimese, z.B. durch Reproterol (Bronchospasmin®), kann die inhalative Gabe ergänzen, wenn nicht schon durch vorangegangene Dosieraerosol-Nutzung ein Effekt kaum noch wahrscheinlich und die Herzfrequenz schon grenzwertig hoch ist.

Antworten Fall 7:

Kommentar zu 1.:
3.) ist richtig.
Atemweg und Gasaustausch sind uneingeschränkt, der Blutdruck aber bedeutsam hoch. Ohne Frage nach wechselseitiger Herkunft ist zunächst die Behandlungswürdigkeit des Blutdrucks zu überprüfen, dann die Neurologie näher zu beurteilen (D-Problem).

Kommentar zu 2.:
Maßgeblich für diese Entscheidung und das weitere Vorgehen ist die Einschätzung, ob es sich ursächlich um ein neurologisches Problem (D-Problem, z.B. intrazerebrale Blutung) handelt, das aufgrund des Absinkens des zerebralen Perfusionsdrucks einen Blutdruckanstieg auslöst, oder ob eine hypertensive Entgleisung sekundäre Kopfschmerzen ausgelöst hat.

Cerebral Perfusion Pressure (CPP) = Mean Arterial Pressure (MAP) – Intracranial Pressure (ICP)

Für eine hypertensive Entgleisung sprechen in diesem Fall das Fehlen eines Traumas sowie einer blutverdünnenden Therapie, eine unauffällige neurologische Untersuchung ohne Reflexausfälle oder Lähmungen sowie der langsam verlaufende Beginn der Beschwerden.

Kommentar zu 3.:
1.), 3.) und 4.) sind richtig.

1.) Organische Nitrate wie das Glyceroltrinitrat wirken gefäßrelaxierend, insbesondere auf die venösen Kapazitätsgefäße. Geringer ausgeprägt ist die Wirkung auf die arterielle Strombahn, wo lediglich die größeren Gefäße mit einem Tonusverlust reagieren. Durch die Venodilatation wird die Vorlast deutlich gesenkt und das Herz in seiner Arbeit entlastet. Deutlich geringer als die Vorlastsenkung ist die Nachlastsenkung ausgeprägt. Die Anwendung von Nitraten zur Blutdrucksenkung stellt bei der jetzigen Medikamentenzulassung einen Off-Label-Use dar. Nitrate sind für die Behandlung einer Hypertonie nicht zugelassen. Aktuell existieren Bestrebungen, das Einsatzspektrum von Nitraten auf die Hypertonie zu erweitern. Wann dies jedoch umgesetzt wird, ist zurzeit unklar.
2.) Urapidil (Ebrantil®) ist bisher nicht im Rahmen des Pyramidenprozesses als Antihypertensivum vorgesehen. Die intravenöse Gabe von Urapidil führt über eine Blockade des α_1-Adrenorezeptors zur Erschlaffung der Gefäßmuskulatur und damit zur Vasodilatation.
3.) Urapidil ist ein sehr potentes Antihypertonikum und kann vor allem bei schwerer, therapieresistenter Hypertonie und hypertensiven Krisen eingesetzt werden. Die Gabe sollte vorsichtig erfolgen. Initial werden 12,5–25 mg langsam i.v. verabreicht. Die synergistische Wirkung mit Nitraten kann zu überschießenden Blutdruckabfällen führen. Aus einer zu raschen Blutdrucksenkung können Bradykardien bis hin zum Kreislaufstillstand resultieren.
4.) Anders als die Kalziumantagonisten vom Verapamil-Typ haben die Dihy-

dropyridine (Nifedipin-Typ) kaum Wirkung auf die Herzmuskulatur und wirken direkt durch Senkung des peripheren Widerstandes infolge der Relaxation der glatten Gefäßmuskulatur. Bei hypertensiver Entgleisung kann 1 Phiole (5 mg) p.o. verabreicht werden. Dies kann einmalig nach ca. 15 Minuten wiederholt werden.

5.) Kardioselektive β_1-Blocker wirken am Herzen negativ chronotrop (Herzfrequenz), dromotrop (Reizleitung) und inotrop (Herzkraft). Die blutdrucksenkende Wirkung ist nur gering ausgeprägt und durch die Verminderung des Herzminutenvolumens bedingt.

Antworten Fall 8:

Kommentar zu 1.:

4.) ist richtig.

Sepsis ist die Antwort des Körpers auf eine Infektion. Die Diagnose setzt sich zusammen aus dem Erkennen dieser Reaktion mit Fieber, Tachykardie, Tachypnoe und Leukozytose (innerklinisch) sowie der Begründung dieser Symptome durch eine Infektion als Ursache. Der zentrale Pathomechanismus der Sepsis ist das Zusammenbrechen der Glykokalix als Träger der Gefäßbarriere für Wasser, mit der Folge von Ödembildung und intravasalem Volumenmangel. Ziele der Therapie sind die frühe Stabilisierung und treffende Antibiotikatherapie.

Kommentar zu 2.:

3.) ist richtig.

Wie analog vom Herzinfarkt und anderen zeitkritischen Diagnosen bekannt, hängt das Überleben bei der Sepsis von schnellem Handeln ab. Der Zeitpunkt bis zur ersten Gabe eines gegen den verursachenden Keim wirksamen Antibiotikums hat immensen Einfluss auf die Überlebensrate.

Kommentar zu 3.:

1.) Die Herzfrequenz ist Ausdruck des intravasalen Volumenmangels. Wird sie mittels Betablockade gesenkt, so bricht das Herzminutenvolumen (das Produkt aus der Anzahl der Herzschläge und des Schlagvolumens) in sich zusammen. Der Patient wird ggf. reanimationspflichtig.

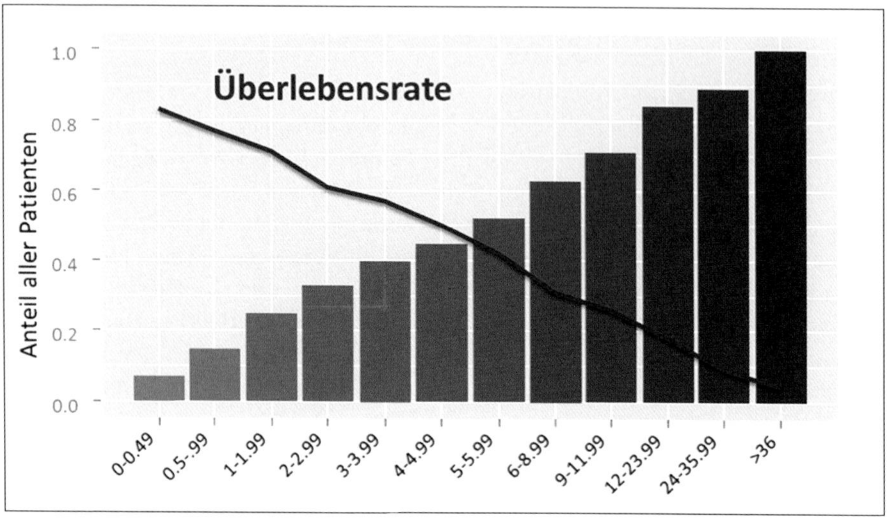

Abb. 13 ▶ Zeit zwischen Beginn septischer Schock und Beginn Antibiose in Std. (19)

2.) Die Senkung des Fiebers beim Patienten mit schwerer Sepsis hilft nicht, die Lebensbedrohung zu beseitigen, gefährdet im Fall von Metamizol (Novalgin®) noch die hämodynamische Stabilität und erhöht im Falle der schweren Sepsis die Sterblichkeit (20) – nicht empfehlenswert!
3.) Eine zielführende Therapie zur Stabilisierung der Hämodynamik, dringender wäre der Volumenausgleich.
4.) Die Sauerstoffsättigung ist mit 94% erniedrigt, jedoch deutlich noch nicht kritisch. Eine Sauerstoffgabe ist indiziert, therapiert aber nicht die zugrunde liegenden Probleme.
5.) Die großzügige Gabe von kristallinem Volumen therapiert zwar nicht kausal die Sepsis, hebt aber die Ursache für den septischen Schock, namentlich den intravasalen Volumenmangel, auf. In Studien senkt schon die prähospitale Volumengabe die Sterblichkeit (21) – dringend zu empfehlen!

Antworten Fall 9:

Kommentar zu 1.:
4.) ist richtig.
Ein durchgemachter Krampf bei weiterhin erhöhter Temperatur entspricht einem D-Problem.

Kommentar zu 2.:
In Mitteleuropa sind ca. 2–5% aller Kinder von Fieberkrämpfen betroffen. Handelt es sich um einen umkomplizierten Krampf (weniger als 15 Minuten, einmalig in 24 Stunden, keine Herdzeichen), ist die Prognose exzellent. Es lassen sich weder eine erhöhte Sterblichkeit noch Schädigungen des Zentralnervensystems oder spätere geistige Beeinträchtigungen nachweisen. Auch eine Assoziation mit dem plötzlichen Kindstod besteht nicht. Rund ein Drittel aller Kinder erleidet einen erneuten Fieberkrampf, jedoch nur in 50% innerhalb des folgenden Jahres und quasi nie direkt in der Folge des Erstereignisses. Eine Nachforderung eines Notarztes erscheint dementsprechend als nicht notwendig. Eine Vorstellung in einer Kinderklinik kann dennoch – insbesondere im Hinblick auf das einschneidende Erleben des Fieberkrampfes durch die Eltern – erfolgen.

Antworten Fall 10:

Kommentar zu 1.:
4.) ist richtig.
Der Akutbedarf lässt sich durch Abschätzung des Blutvolumens überschlägig vermuten. Bei angenommenen 80 ml Blut/kg Körpergewicht werden 8 mg Glukose pro kg Körpergewicht benötigt, um den Blutglukosegehalt akut um 10 mg/dl zu steigern. Für die 68 kg schwere Patientin sind das also ca. 540 mg. Wollen wir den Blutglukosespiegel akut um ca. 40 mg/dl steigern, sind das insgesamt ca. 2 g Glukose.

1.) 10 ml mal 100 mg/ml = 1 g Glukose
2.) 500 ml mal 50 mg/ml = 25 g Glukose
3.) 10 ml mal 50 mg/ml = 0,5 g Glukose
4.) 5 ml mal 400 mg/ml = 2 g Glukose
5.) 5 ml mal 200 mg/ml = 1 g Glukose

Antworten Fall 11:

Kommentar zu 1.:
5.) ist richtig.
Die Atemwege sind frei, der Gasaustausch uneingeschränkt, die Hämodynamik stabil, die Neurologie ohne fokales Defizit, es besteht eine allergische Hautreaktion (Urtikaria des Gesichtes).

Kommentar zu 2.:
Die Patientin ist in einem unkritischen Zustand, eine weitere Verschlechterung, jenseits der Verstärkung eines Erregungszustandes, ist nicht unmöglich, aber wenig wahrscheinlich. Eine dringende Interventionspflichtigkeit besteht nicht. Die Alarmierung eines Notarztes wäre nahezu grundlos.

Antworten Fall 12:

Kommentar zu 1.:
1.) ist richtig.
Kehliges und röchelndes Atemgeräusch in Verbindung mit der Anamnese bei sogar erhaltener Sauerstoffsättigung definieren das Atemwegs-Problem.

Kommentar zu 2.:
Eine spontane Besserung erscheint unwahrscheinlich. Es bestehen ausreichend Möglichkeiten zur Zustandsverbesserung, eine weitere, ggf. kritische Atemwegsverlegung ist aber zu befürchten. Hier ist die Alarmierung eines Notarztes und ggf. Zuführung zu einem Arzt mit Atemwegserfahrung dringend geboten.

Kommentar zu 3.:
1.) Alternativ kann Adrenalin bei nicht etablierbarem i.v. Zugang auch intramuskulär verabreicht werden. Dies kann entweder mithilfe einer kleinen Kanüle oder, falls vorhanden, eines EpiPen® erfolgen. Das Gewicht des Kindes kann nach der APLS-Formel abgeschätzt werden. Dies wären in diesem Beispiel ca. 30 kg. Da die APLS Formel das Gewicht älterer Kinder unterschätzt (Industriegesellschaft), gehen wir hier von einem höheren Gewicht aus. Die neue APLS Variante für Kinder ab fünf Jahren kommt auf 40 kg (23). Dementsprechend werden 500 µg (EpiPen®: 300 µg) i.m. appliziert. Bei Kindern mit 15 - 30 kg Körpergewicht die Hälfte (250 µg bzw. Fastinject junior® 150 µg). Da bereits 50 – 100 µg Adrenalin bei vorhandenem Spontankreislauf zu

einem Kammerflimmern führen können, muss die Gabe einer solchen Dosis streng intramuskulär (Aspirationstest) erfolgen. Bei Nichtansprechen auf die i.m. Applikation kann die Gabe je nach Zustand des Patienten in 5-Minuten-Intervallen wiederholt werden.

APLS-Formel:
Gewicht = (Alter + 4) × 2

Neue APLS-Formel für Kinder > 5 Jahre:
Gewicht = (Alter × 3) + 7

2.) Die Gabe von Antihistaminika ist ein logischer Schritt bei der Behandlung von allergischen Reaktionen. Da der Wirkeintritt von beiden Medikamenten erst nach ca. 20–30 Minuten erfolgt, sollte die Gabe frühzeitig erfolgen. Eine akute Verbesserung des Atemwegszustandes ist hier nicht zu erwarten.
3.) Auch die Gabe von zellmembranstabilisierenden Medikamenten ist ein wichtiger Eckpfeiler bei der Behandlung von allergischen Reaktionen. Wie auch bei den Antihistaminika ist die Zeit bis zum Wirkeintritt mit ca. 30 Minuten sehr lang, sodass Prednisolon zwar frühzeitig gegeben werden soll, aber nicht Mittel der ersten Wahl ist.
4.) Adrenalin verfügt je nach Dosis über eine α- und eine β-sympathomimetische Wirkung. Über die α-Rezeptoren wirkt es der histaminvermittelten Vasodilatation entgegen. Eine sofortige Inhalation kann hier lebensrettend sein. Hierfür 7–14 Hübe InfektoKrup® bzw. 4–8 mg Suprarenin vernebeln.
5.) Obwohl die eigentliche Dosis bei der Bolusgabe von Adrenalin bei 10–20 µg i.v. liegt, kann die enorme Histaminwirkung Bolusgaben von bis 50 µg i.v. nötig machen. Da die Wirkdauer von Adrenalin bei intravenöser Gabe mit 3–5 Minuten sehr kurz ist, müssen bis zum Wirkeintritt der Antihistaminika oftmals mehrfach Adrenalin-Boli verabreicht werden. Gegebenenfalls kann auch die Verwendung eines Perfusors notwendig sein.

Quellen und Literatur:

1. Peacock WF, Hollander JE, Diercks DB et al. (2008) Morphine and Outcomes in Acute Decompensated Heart Failure: An ADHERE Analysis. In: Emerg Med J 25 (4): 205–209.
2. o.V. (2013) Evidence Based Management of Acute Heart Failure: Forget LMNOP, think POND! Unter: http://socmob.org/2013/04/evidence-based-management-of-acute-heart-failure-forget-lmnop-think-pond/, abgerufen am 04.01.2016.
3. Colli A, Conte D, Valle SD et al. (2012) Meta-Analysis: Nonsteroidal Anti-inflammatory Drugs in Biliary Colic. In: Aliment Pharmacol Ther 35 (12): 1370–1378.
4. Reinhardt N et al. (2006) Metamizol. Renaissance eines Analgetikums. Unter: http://www.pharmazeutische-zeitung.de/index.php?id=1635, abgerufen am 25.12.2015.
5. Meyer FP, Schönhöfer PS (1999) Umfrage: Rehabilitation von Metamizol? In: Internistische Praxis 39: 183–185.
6. Fachinformation Novalgin (Januar 2008). Sanofi Aventis.
7. Levy M (2000) Hypersensitivity to Pyrazolones. In: Thorax 55 (2): 72–74.
8. o.V. (1986) Risks of Agranulocytosis and Aplastic Anemia. A first Report of their Relation to Drug Use with Special Reference to Analgesics. The International Agranulocytosis and Aplastic Anemia Study. In: JAMA 256 (13): 1749–1757.
9. Dijke CPH van, Feldmann U, Gaus W et al. (1987) Analgesic Use, Agranulocytosis, and Aplastic Anemia. In: JAMA 257(19): 2590–2592.
10. Hedenmalm K, Spigset O (2002) Agranulocytosis and other Blood Dyscrasias Associated with Dipyrone (Metamizole). In: Eur J Clin Pharmacol 58 (4): 265–274.
11. Nikolaou NI, Arntz H-R, Bellou A et al. (2015) Das initiale Management des akuten Koronarsyndroms. Kapitel 8 der Leitlinien zur Reanimation 2015 des European Resuscitation Council. In: Notfall Rettungsmed 18 (8): 984–1002.
12. Stub D, Smith K, Bernard S et al. (2015) Air Versus Oxygen in ST-Segment-Elevation Myocardial Infarction. In: Circulation 131 (24): 2143–2150.
13. O'Gara PT, Kushner FG, Ascheim DD et al. (2013) 2013 ACCF/AHA Guideline for the Management of ST-Elevation Myocardial Infarction: Executive Summary. In: Circulation 127 (4): 529–555.
14. Chen ZM, Pan HC, Chen YP et al. (2005) Early Intravenous then Oral Metoprolol in 45,852 Patients with Acute Myocardial Infarction: Randomised Placebo-controlled Trial. In: Lancet 366 (9497): 1622–1632.
15. Zijlstra F, Ernst N, Boer MJ de et al. (2002) Influence of Prehospital Administration of Aspirin and Heparin on Initial Patency of the Infarct-related Artery in Patients with Acute ST Elevation Myocardial Infarction. In: J Am Coll Cardiol 39 (11): 1733–1737.
16. Montalescot G, Zeymer U, Silvain J et al. (2011) Intravenous Enoxaparin or Unfractionated Heparin in Primary Percutaneous Coronary Intervention for ST-elevation Myocardial Infarction: The International Randomised Open-label ATOLL Trial. In: Lancet 378 (9792): 693–703.
17. Böttiger BW, Arntz H-R, Chamberlain DA et al. (2008) Thrombolysis during Resuscitation for Out-of-Hospital Cardiac Arrest. In: N Engl J Med 359 (25): 2651–2662.

18. Nouira S, Bouida W, Grissa MH et al. (2014) Magnesium Sulfate Versus Ipratropium Bromide in Chronic Obstructive Pulmonary Disease Exacerbation: A Randomized Trial. In: Am J Ther 21 (3): 152–158.
19. Kumar A, Roberts D, Wood KE et al. (2006) Duration of Hypotension before Initiation of Effective Antimicrobial Therapy is the Critical Determinant of Survival in Human Septic Shock. In: Crit Care Med 34 (6): 1589–1596.
20. Lee BH, Inui D, Suh GY et al. (2012) Association of Body Temperature and Antipyretic Treatments with Mortality of Critically Ill Patients with and without Sepsis: Multi-centered Prospective Observational Study. In: Crit Care 16 (1): R33.
21. Seymour CW, Cooke CR, Heckbert SR et al. (2014) Prehospital Intravenous Access and Fluid Resuscitation in Severe Sepsis: An Observational Cohort Study. In: Crit Care 18 (5): 533.
22. Schnurrer JU, Fauler J, Frölich JC (2006) Dosierungsanpassung bei Niereninsuffizienz. In: Frölich JC, Kirch W (Hrsg.) Praktische Arzneitherapie. 4. Aufl., Heidelberg: Springer, S. 47–92.
23. Graves L et al. (2014) A Comparison of Actual to Estimated Weights in Australian Children Attending a Tertiary Children's' Hospital, Using the Original and Updated APLS, Luscombe and Owens, Best Guess Formulae and the Broselow Tape. In: Resuscitation 85 (3): 392–396.

5 Medikamente (Steckbriefe)

Besonders in Stresssituationen steigt das Risiko für Fehler. Vor allem bei der Verabreichung von hochpotenten Notfallmedikamenten können Dosierungsfehler und Medikamentenverwechslungen schnell fatale Auswirkungen haben. Ein wichtiger Schritt zur Medikamentensicherheit sind genormte Klebeetiketten (ISO 26825) nach Empfehlung der Deutschen Interdisziplinären Vereinigung für Intensiv- und Notfallmedizin (DIVI). Der Farbcode des Etiketts gibt dabei die Wirkstoffgruppe an (Abb. 1).

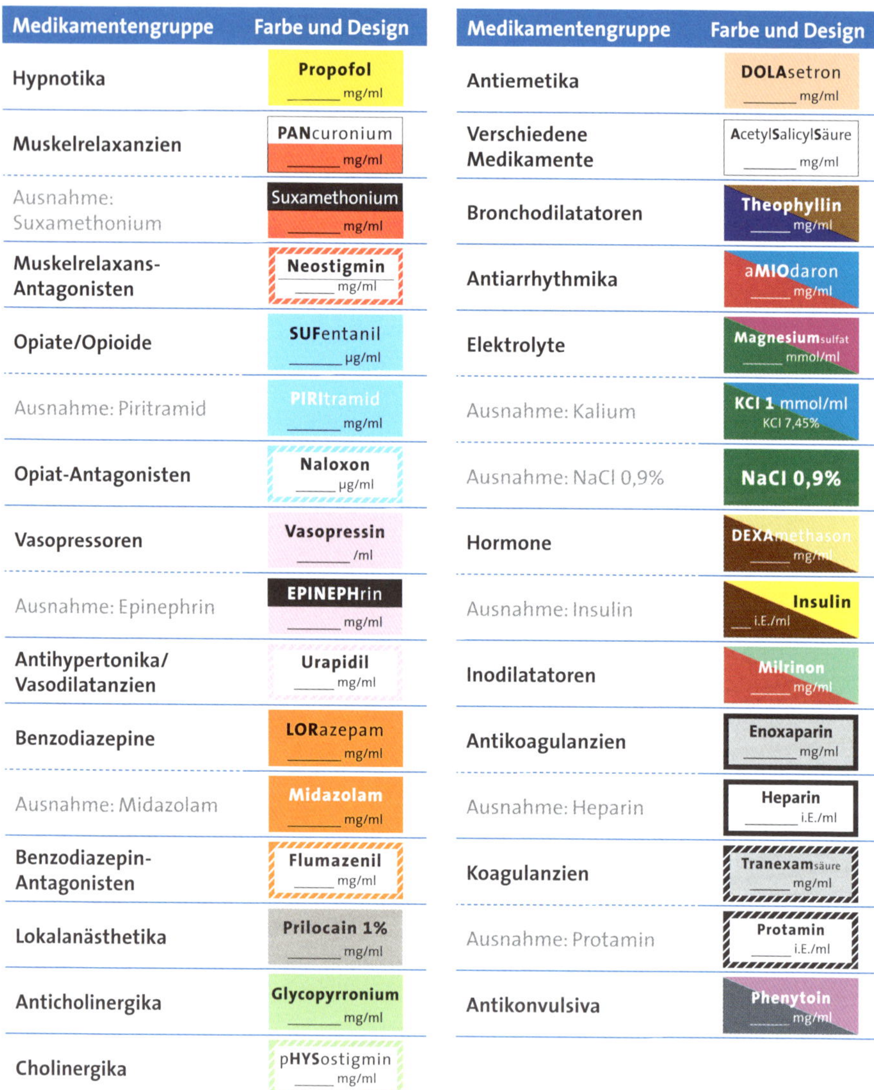

Abb. 1 ▶ DIVI – Standard-Spritzenetiketten (Quelle: DIVI)

Auf den folgenden Seiten werden die wichtigsten Substanzen aus dem Pyramidenprozess kurz dargestellt.

Das Nachschlagewerk ist alphabetisch nach den Wirkstoffen geordnet. Die wichtigsten Handelsnamen und das DIVI-Spritzenetikett leiten den Steckbrief jeweils ein.

Die Dosisangaben orientieren sich an den Fachinformationen, angepasst durch die klinische Erfahrung der Autoren.

Noch subjektiver sind die Verdünnungsvorschläge, die sich aus den Erfahrungen mehrerer Rettungsdienstbereiche und einer Vielzahl an Einsätzen von unterschiedlichen Berufsgruppen speisen. Stets sind die an Ihrem Standort gegebenen und Ihrer Gewohnheit entsprechenden Regelungen und Traditionen zu beachten. Es sind lediglich Vorschläge, die unseres Erachtens das Arbeiten erleichtern. Abweichende Verdünnungs-„Philosophien“, bei denen zum Beispiel immer 1 ml für je 10 kg Körpergewicht erreicht werden, entstammen anderen Traditionen und sind nicht weniger wertvoll. Ebenso bitten wir Dosis und Dosierungen stets kritisch zu hinterfragen.

Dosierungsangaben und Indikationen sind mit kleinen Pyramiden versehen, wenn sie jeweils ein eigenständig beschriebener Punkt im Pyramidenprozess waren. Häufig stellen wir auch andere Indikationen der Medikamententherapie vor. Diese sind dann jedoch nicht durch den Pyramidenprozess gedeckt. Auch in diesem Punkt sind dringend die jeweiligen örtlichen Festlegungen zu beachten.

Im Bereich der Nebenwirkungen haben wir uns entschlosssen, diese nicht nur aufzuzählen, sondern wiederum Vorschläge zur möglichen Therapie zu unterbreiten. Aber Vorsicht: Wir empfehlen zumeist das ruhige und beobachtende Zuwarten. Der verzweifelte Versuch, eigene Dosierungs-, Indikations- oder Substanz-Fehler durch andere Therapien wiedergutzumachen, endet allzu häufig in einem sich aufschaukelnden „Verschlimmbessern“. Alle Vorschläge und die darin enthaltenen Dosis-Angaben unterliegen den schon genannten Limitationen: Überprüfen auf lokale Regelungen sowie die Möglichkeit von nie ganz auszuschließenden Fehlern.

Nach den Hinweisen zu Schwangerschaft und Stillzeit schließen wir mit auf den Erfahrungen der Autoren beruhenden Praxistipps. Hier finden sich substanzspezifische Anmerkungen, die den Anwenderinnen und Anwendern das Leben leichter machen sollen.

Symbole/Abkürzungen in den Steckbriefen:

	Maßnahme aus dem Pyramidenprozess
	Maßnahme, die nicht im Pyramidenprozess enthalten ist
BtM	Betäubungsmittel

ACETYLSALICYLSÄURE (ASS)

AcetylSalicylSäure

_______ mg/ml

Handelsname		**Aspisol®, Aspirin® i.v.**
Applikationsformen		1 Durchstechflasche Trockensubstanz = 500 mg ASS
Verdünnungsvorschlag		1 Durchstechflasche (500 mg) auf 5 ml: 100 mg/ml
Dosis		150 – 300 mg i.v./p.o.
Pharmakodynamik		Wirkung: irreversible Hemmung der Cyclooxygenasen COX-1/2
		Wirkeintritt: 15 min
		Wirkdauer: 8 – 11 Tage (bis zur Neubildung der Thrombozyten)
		extrarenale Elimination (Q0): 100% (aktive Metaboliten: 80%)
Indikationen		akutes Koronarsyndrom
Kontraindikation		Kinder und Jugendliche (Reye-Syndrom)
		Asthmatiker (ASS-Intoleranz: 8 – 20%)
Nebenwirkungen		**ASS-induzierter Asthmaanfall**
		▶ Sauerstoffgabe
		▶ Salbutamol: 2 - 4 Phiolen (2,5 - 5 mg) inhalativ (s. Seite 134)
		▶ Ipratropiumbromid (Atrovent®): 1 Phiole (0,5 mg) inhalativ (s. 118)
Schwangerschaft		1. Trimenon: ✓ · 2. Trimenon: ✓ · 3. Trimenon: ✗
Stillzeit		„Low-dose"-Behandlung (100 – 300 mg) unproblematisch
Praxistipp		Das Blutungsrisiko unter ASS ist gering, sodass selbst bei ungerechtfertigter Gabe nur selten mit Komplikationen gerechnet werden muss.

ADRENALIN

Adrenalin

________ µg/ml

Handelsname		**Suprarenin®**
Applikationsformen		1 Amp. à 1 ml = 1 mg Adrenalin (1 mg/ml)
		1 Durchstechflasche à 25 ml = 25 mg Adrenalin (1 mg/ml)
Verdünnungsvorschlag		Reanimation: 1 mg Adrenalin auf 10 ml: 100 µg/ml
		anaphylaktische Reaktion: 1 mg Adrenalin in 100 ml NaCl: 10 µg/ml
		anaphylaktische Reaktion: 5 mg Adrenalin in 500 ml NaCl: 10 µg/ml
Dosis	♦	Asystolie: 1 mg initial, danach alle 3–5 min
	♦	Kammerflimmern: 1 mg nach dem 3. Schock, danach alle 3–5 min
	♦	anaphylaktische Reaktion: 10 - 20(- 50) µg i.v., alternativ 500 µg i.m. (Fastjekt®, Epipen® 300 µg)
Pharmakodynamik		Wirkung: α- und β-Sympathomimetikum
		Wirkeintritt: 30–60 sec
		Wirkdauer: 3–5 min
		extrarenale Elimination (Q0): > 70%
Indikationen	♦	Kreislaufstillstand
	♦	anaphylaktischer Schock
	♦	Bradykardie
Kontraindikation		tachykarde Rhythmusstörungen
Nebenwirkungen		**Tachykardie**
		▶ Abwarten (Wirkdauer 3–5 min!)
		Extrasystolen bis Kammerflimmern
		▶ bei Kammerflimmern Defibrillation
		Angina pectoris
Schwangerschaft		im Notfall keine Einschränkung
Stillzeit		im Notfall keine Einschränkung
Praxistipp		Für die Anaphylaxie existieren Fertig-Injektoren (z.B. Epipen®, Fastjekt®). Die Dosis für Erwachsene beträgt 300 µg, die für Kinder mit einem Körpergewicht von 15 bis 30 kg 150 µg. Inhalativ kann InfectoKrupp® Inhal verwendet werden. Die Dosis beträgt hier laut Hersteller 7–14 Hübe (4–8 mg).

Amiodaron

aMIOdaron
________ mg/ml

Handelsname		**Cordarex®**
Applikationsformen		1 Amp. à 3 ml = 150 mg Amiodaron (50 mg/ml)
Verdünnungsvorschlag		Kammerflimmern: pur
		ventrikuläre Tachykardie: 2 Amp. (300 mg) in 250 ml G5-Lösung
Dosis		Kammerflimmern: 300 mg nach dem 3. Schock, 150 mg nach dem 4. Schock
		ventrikuläre Tachykardie: 300 mg über 20 Minuten als Kurzinfusion
Pharmakodynamik		Wirkung: Blockade von K^+-Kanälen → Verlangsamung der Repolarisation
		Wirkeintritt: wenige Minuten
		Wirkdauer: 4 h
		extrarenale Elimination (Q0): 100%
Indikationen		Kreislaufstillstand
		ventrikuläre Tachykardie
Kontraindikation		Hypotonie
		AV-Block II°+III°
		Herzinsuffizienz
		Schilddrüsenüberfunktion
		Jod-Unverträglichkeit
Nebenwirkungen		**Hypotonie**
		▶ Schocklage
		▶ Volumensubstitution: 500 ml VE-Lösung
		▶ Akrinor®: ½ – 1 Ampulle

Schwangerschaft	**1. Trimenon**	**2. Trimenon**	**3. Trimenon**
	×	×	×
	Anwendung nur bei lebensbedrohlichen Herzrhythmusstörungen, die nicht auf andere Antiarrhythmika ansprechen		
Stillzeit	im Notfall keine Einschränkung		
Praxistipp	Amiodaron sollte bei Tachykardien mit erhaltenem Bewusstsein nur langsam verabreicht werden, da es bei schneller Gabe einen massiven Blutdruckabfall hervorrufen kann.		

Atropin

Atropin
_______ mg/ml

Handelsname		**Atropin**
Applikationsformen		1 Amp. à 1 ml = 0,5 mg Atropin (0,5 mg/ml) 1 Amp. à 10 ml = 100 mg Atropin (10 mg/ml)
Verdünnungsvorschlag		0,5 mg Atropin auf 5 ml: 0,1 mg/ml
Dosis	◆	Bradykardie: 0,5 mg i.v., ggf. alle 3 Minuten wiederholte Gabe bis zur Maximaldosis von 3 mg
	◆	Intoxikation: 5 mg alle 10–15 min i.v.
Pharmakodynamik		Wirkung: Blockade des Parasympathikus
		Wirkeintritt: 2 min
		Wirkdauer: 2–3 h
		extrarenale Elimination (Q0): 45%
Indikationen	◆	Bradykardie
	◆	Alkylphosphat-Intoxikation (z.B. E605)
Kontraindikation		Tachykardie
		Koronarstenose
		paralytischer Ileus
Nebenwirkungen		**Bradykardie (bei Dosen < 0,5 mg)**
	◆	▶ Atropin: 0,5 mg
	◆	▶ ggf. Adrenalin: 10–20 µg
		▶ Schrittmachertherapie

Schwangerschaft	**1. Trimenon**	**2. Trimenon**	**3. Trimenon**
	✓	✓	✓

Stillzeit	im Notfall keine Einschränkung
Praxistipp	Atropin kann in einer Dosierung von weniger als 0,5 mg zu einer Bradykardie führen. Bei Bradykardie sollte die Dosis deshalb nie weniger als 0,5 mg betragen.

Butylscopolamin

Butylscopolamin
_______ mg/ml

Handelsname		BS, Buscopan®
Applikationsformen		1 Amp. à 1 ml = 20 mg Butylscopolamin (20 mg/ml)
Verdünnungsvorschlag		20 mg Butylscopolamin auf 5 ml: 4 mg/ml
Dosis		20 mg langsam titriert i.v.
Pharmakodynamik		Wirkung: Blockade des Parasympathikus
		Wirkeintritt: 2–4 min
		Wirkdauer: 4 h
		extrarenale Elimination (Q0): 55%
Indikationen		Nierenkolik
		Gallenkolik
Kontraindikation		Glaukom
		Darmverschluss
		tachykarde Rhythmusstörungen
Nebenwirkungen		**Tachykardie**
		▶ Abwarten (Zumeist sinkt die Frequenz vor Ablauf der Analgesie wieder.)
Schwangerschaft		1. Trimenon: ✓ · 2. Trimenon: ✓ · 3. Trimenon: ✓
Stillzeit		im Notfall keine Einschränkung
Praxistipp		Die analgetische Wirkung von Butylscopolamin bei Koliken ist umstritten. Aufgrund der parasympatholytischen Wirkung kann es oftmals zu deutlichen Tachykardien kommen, sodass eine sorgfältige Risiko-/Nutzen-Abwägung erfolgen sollte.

Clemastin

cLEMAstin
________ mg/ml

Handelsname		**Tavegil®**
Applikationsformen		1 Amp. à 2 ml = 2 mg Clemastin (1 mg/ml)
Verdünnungsvorschlag		pur
Dosis		2 mg i.v.
Pharmakodynamik		Wirkung: Blockade des H_1-Rezeptors
		Wirkeintritt: 20–30 min
		Wirkdauer: 10–12 h
		extrarenale Elimination (Q0): 100%
Indikationen		anaphylaktische Reaktion
Kontraindikation		Engwinkelglaukom
Nebenwirkungen		**Schwindel**
		Sedierung
		steigender Augeninnendruck

Schwangerschaft	1. Trimenon	2. Trimenon	3. Trimenon
	✓	✓	✓

Stillzeit	im Notfall keine Einschränkung
Praxistipp	Aufgrund der langen Anschlagszeit sind Antihistaminika nicht Mittel der ersten Wahl bei der Behandlung der Anaphylaxie. Dennoch sollten H_1- und H_2-Blocker möglichst in frühen Stadien (Grad I) und ggf. zur späteren Stabilisierung eingesetzt werden.

Diazepam

Diazepam
______ mg/ml

Handelsname		**Valium®**
Applikationsformen		1 Rektaltube = 5 bzw. 10 mg Diazepam
Verdünnungsvorschlag		pur
Dosis		bis 15 kg Körpergewicht: 5 mg rektal
		ab 15 kg Körpergewicht: 10 mg rektal
Pharmakodynamik		Wirkung: GABA-erge Wirkung: sedierend, anxiolytisch, antikonvulsiv
		Wirkeintritt: 4–6 min (rektal)
		Wirkdauer: > 24 h
		extrarenale Elimination (Q0): 100% (aktive Metaboliten: 100%)
Indikationen		Status epilepticus
		(Fieber-)Krampfanfall
		Sedierung
		Erregungszustände
Kontraindikation		bekannte paradoxe Reaktion
		Schlafapnoe-Syndrom Myasthenia gravis
Nebenwirkungen		**Vigilanzminderung**
		Atemdepression bis Apnoe
		▶ Sauerstoffgabe, ggf. Beatmung
		▶ ggf. Antagonisierung mit Flumazenil (Anexate): 0,2 mg
		Blutdruckabfall
		▶ Schocklage
		▶ Volumensubstitution: 500 ml VE-Lösung
		▶ Akrinor®: ½–1 Ampulle
		Bradykardie
		▶ Atropin: 0,5 mg

Schwangerschaft	**1. Trimenon**	**2. Trimenon**	**3. Trimenon**
	✓	✓	(✓)

Stillzeit	im Notfall keine Einschränkung
Praxistipp	Diazepam besitzt eine sehr lange Halbwertszeit und macht eine direkte Untersuchung im Krankenhaus nur bedingt möglich. Zur frühen neurologischen Beurteilbarkeit eignen sich eher kurzwirksame Benzodiazepine (z.B. Midazolam).

Dimenhydrinat

dimenhy**DRINAT**

_______ mg/ml

Handelsname	**Vomex A®**
Applikationsformen	1 Amp. à 10 ml = 62 mg Dimenhydrinat (6,2 mg/ml)
Verdünnungsvorschlag	pur
Dosis	½ Ampulle (31 mg) als Bolus i.v. + ½ Ampulle (31 mg) per Infusion
Pharmakodynamik	Wirkung: Hemmung des H_1-Rezeptors im Brechzentrum
	Wirkeintritt: 5–10 min
	Wirkdauer: 3–6 h
	extrarenale Elimination (Q0): > 70%
Indikationen	starke Übelkeit und Erbrechen
Kontraindikation	akuter Asthmaanfall
	Long-QT-Syndrom
Nebenwirkungen	**Schläfrigkeit**
	Verlängerung der QT-Zeit
	▶ bei Kammerflimmern Defibrillation

Schwangerschaft	**1. Trimenon**	**2. Trimenon**	**3. Trimenon**
	✓	✓	✗

Stillzeit	im Notfall keine Einschränkung
Praxistipp	Dimenhydrinat sollte nicht bei der allergischen Reaktion eingesetzt werden, da es die Wirkung von anderen Antihistaminika reduzieren kann. Die Auftrennung in „halb und halb“ dient der Dosisbegrenzung. Sehr hohe Dosen (400 mg) haben eine halluzinogene Wirkung.

DIMETINDEN

Dimetinden
1 mg/ml

Handelsname	**Fenistil®**
Applikationsformen	1 Amp. à 4 ml = 4 mg Dimetinden (1 mg/ml)
Verdünnungsvorschlag	pur
Dosis	4 mg i.v.
Pharmakodynamik	Wirkung: Blockade des H_1-Rezeptors
	Wirkeintritt: 15–20 min
	Wirkdauer: 3–4 h
	extrarenale Elimination (Q0): 90%
Indikationen	anaphylaktische Reaktion
Kontraindikation	Engwinkelglaukom
Nebenwirkungen	**Schwindel**
	Sedierung
	steigender Augeninnendruck
Schwangerschaft	**1. Trimenon**: ✓ · **2. Trimenon**: ✓ · **3. Trimenon**: ✓
Stillzeit	im Notfall keine Einschränkung
Praxistipp	Aufgrund der langen Anschlagszeit sind Antihistaminika nicht Mittel der ersten Wahl bei der Behandlung der Anaphylaxie. Dennoch sollten H_1- und H_2-Blocker möglichst in frühen Stadien (Grad I) und ggf. zur späteren Stabilisierung eingesetzt werden.

FENTANYL (BTM)

fenta**NYL**
________ mg/ml

Handelsname		**Fentanyl®-Janssen**
Applikationsformen		1 Amp. à 10 ml = 0,5 mg Fentanyl (50 µg/ml)
Verdünnungs-vorschlag		pur
Dosis		Analgesie: 1–3 µg/kg i.v. oder i.n.
		Narkoseeinleitung: 2–5 µg/kg i.v.
		repetitiv: 1–3 µg/kg i.v.
Pharmakodynamik		Wirkung: Stimulation zentraler Opioid-Rezeptoren
		Wirkeintritt: 2–3 min
		hypnotische Wirkdauer: 10 min
		analgetische Wirkdauer: 20–30 min
		extrarenale Elimination (Q0): 95%
Indikationen		starke und stärkste Schmerzen
		Analgosedierung
		Analgesie zur Narkose
Kontraindikation		keine
Nebenwirkungen		**Vigilanzminderung**
		Atemdepression bis Apnoe
		▶ Sauerstoffgabe, ggf. Beatmung
		▶ ggf. Antagonisierung mit Naloxon (Narcanti®): 0,4 mg titriert
		Hypotonie
		▶ Schocklage
		▶ Volumensubstitution: 500 ml VE-Lösung
		▶ Akrinor®: ½–1 Ampulle
		Bradykardie
		▶ Atropin: 0,5 mg
		Übelkeit, Erbrechen
		▶ Dimenhydrinat (Vomex A®): ½ Ampulle i.v. + ½ Ampulle ad inf.

Schwangerschaft	**1. Trimenon**	**2. Trimenon**	**3. Trimenon**
	✓	✓	(✓)
	strenge Indikationsstellung während der Schwangerschaft		
Stillzeit	im Notfall keine Einschränkung		
Praxistipp	Fentanyl kann wie alle anderen Opioide auch nasal verabreicht werden (Off-Label-Use). Somit kann bei fehlendem Zugang auch eine Analgesie per i.n. Gabe erfolgen. Vorsichtige Anwendung bei Patienten mit Schock und Asthma bronchiale.		

FUROSEMID

fUROsemid
________ mg/ml

Handelsname		**Lasix®**
Applikationsformen		1 Amp. à 2 ml = 20 mg Furosemid (10 mg/ml)
Verdünnungsvorschlag		pur
Dosis		20 – 40 mg i.v.
Pharmakodynamik		Wirkung: Hemmung des Na^+-K^+-$2Cl^-$-Cotransports in der Henle-Schleife der Niere
		Wirkeintritt: 2 – 15 min
		Wirkdauer: 6 h
		extrarenale Elimination (Q0): 30%
Indikationen		Lungenödem
Kontraindikation		Nierenversagen mit Anurie
		Hypokaliämie
		Hypovolämie
Nebenwirkungen		**Hypokaliämie (K^+-Verlust)**
		metabolische Alkalose (H^+-Verlust)
		Hypotonie
		▶ Schocklage
		▶ Volumensubstitution: 500 ml VE-Lösung
		▶ Akrinor®: ½ – 1 Ampulle
Schwangerschaft		**1. Trimenon** / **2. Trimenon** / **3. Trimenon**
		(✓) / (✓) / (✓)
		strenge Indikationsstellung während der Schwangerschaft
Stillzeit		im Notfall keine Einschränkung
Praxistipp		Bei Patienten ohne Dauerkatheter sollte aus organisatorischen Gründen die Indikation zur präklinischen Gabe streng gestellt werden. Dosen oberhalb von 40 mg Einzelbolus erhöhen hauptsächlich die Toxizität, kaum aber die Diurese.

Glucose

Glucose ________ %

Handelsname	**G40, G5**
Applikationsformen	1 Flasche à 100 ml mit 5%: 5 g Glucose (G5) 1 Amp. à 10 ml mit 40%: 4 g Glucose (G40)
Verdünnungsvorschlag	pur
Dosis	10 g Glukose (1 Broteinheit) heben den BZ um 30–40 mg/dl (1,7 mmol/l) an.
Pharmakodynamik	Wirkung: Anhebung des Blutzuckerspiegels Wirkeintritt: 2–4 min Wirkdauer: 20 min extrarenale Elimination (Q0): entfällt
Indikationen	Hypoglykämie
Kontraindikation	Hyperglykämie
Nebenwirkungen	Venenreizung
Schwangerschaft	**1. Trimenon** ✓ / **2. Trimenon** ✓ / **3. Trimenon** ✓
Stillzeit	im Notfall keine Einschränkung
Praxistipp	Da es bei der intravenösen Gabe von Glukose zu einer osmotischen Venenreizung kommt, sollten hoch konzentrierte Lösungen nur mit viel Spülung über große periphere Venen verabreicht werden. Aufgrund der raschen Umverteilung muss der Blutzucker durch wiederholte Messungen kontrolliert werden.

Heparin

Heparin
________ I.E./ml

Handelsname	**Heparin-ratiopharm®**
Applikationsformen	1 Amp. à 0,2 ml = 5.000 I.E. Heparin (25.000 I.E./ml)
	1 Amp. à 5 ml = 25.000 I.E. Heparin (5.000 I.E./ml)
Verdünnungsvorschlag	5.000 I.E. Heparin auf 5 ml: 1.000 I.E./ml
Dosis	5.000 I.E. i.v.
Pharmakodynamik	Wirkung: Hemmung der Gerinnungsfaktoren XIIa, XIa, Xa, VIIa, IIa
	Wirkeintritt: 2–3 min
	Wirkdauer: 6 h
	extrarenale Elimination (Q0): 80%
Indikationen	akutes Koronarsyndrom
	akute Lungenembolie
	tiefe Bein-/Beckenthrombose
Kontraindikation	frische Blutungsquellen
	Trauma/SHT
	angeborene Gerinnungsstörungen
	bekannte Heparin-induzierte Thrombozytopenie (HIT) Typ II
Nebenwirkungen	**Erhöhung der Blutungsneigung**
Schwangerschaft	**1. Trimenon** ✓ – **2. Trimenon** ✓ – **3. Trimenon** ✓
Stillzeit	im Notfall keine Einschränkung
Praxistipp	Für Heparin existiert mit Protamin ein Antidot, sodass bei fehlerhafter Gabe eine Antagonisierung in der Klinik möglich ist.

Ibuprofen

Ibuprofen
_______ mg

Handelsname		**Aktren®, Dolgit®, Nurofen®**
Applikationsformen		1 Tablette = 400/600/800 mg Ibuprofen
Verdünnungsvorschlag		pur
Dosis		400–600 mg p.o. (max. Tagesdosis: 2.400 mg)
Pharmakodynamik		Wirkung: Hemmung der Prostaglandinsynthese
		Wirkeintritt: 30 min
		Wirkdauer: 6–8 h
		extrarenale Elimination (Q0): 100%
Indikationen		leichte bis mittlere Schmerzen
Kontraindikation		bekanntes Asthma nach Analgetika-Einnahme (z.B. ASS)
		schwere Leber- oder Nierenfunktionsstörung
		schwere Herzinsuffizienz
		Schwangerschaft
Nebenwirkungen		**Asthmaanfall**
		▶ Sauerstoffgabe
		▶ Salbutamol: 2–4 Phiolen (2,5–5 mg) inhalativ
		▶ Ipratropiumbromid (Atrovent®): 1 Phiole (0,5 mg) inhalativ
		Hypotonie
		▶ Schocklage
		▶ Volumensubstitution: 500 ml VE-Lösung
		▶ Akrinor®: ½–1 Ampulle
		Übelkeit, Erbrechen
		▶ Dimenhydrinat (Vomex A®): ½ Ampulle i.v. + ½ Ampulle ad inf.
Schwangerschaft		**1. Trimenon**: ✓ – **2. Trimenon**: ✓ – **3. Trimenon**: ✗
Stillzeit		im Notfall keine Einschränkung
Praxistipp		Die Tabletten lassen sich bei Bedarf zu einem Saft suspendieren. Ibuprofen und Paracetamol sind die beiden Analgetika der Wahl in der Stillzeit.

Ipratropiumbromid

Ipratropiumbromid
________ mg/ml

Handelsname	**Atrovent®**		
Applikationsformen	1 Phiole à 2 ml = 0,5 mg Ipratropiumbromid		
Verdünnungsvorschlag	pur		
Dosis	1 Phiole (0,5 mg) per Verneblermaske		
Pharmakodynamik	Wirkung: Kompetitiver Antagonist am m-Cholinrezeptor		
	Wirkeintritt: 30 sec		
	Wirkdauer: 3–4 h		
	extrarenale Elimination (Q0): 70%		
Indikationen	Asthmaanfall		
	exazerbierte COPD		
Kontraindikation	Tachykardie (HF > 140/min)		
	frischer Herzinfarkt		
Nebenwirkungen	**Tachykardie, Arrhythmie**		
	Tremor, Unruhe, Herzklopfen		
	Übelkeit, Schwitzen, Schwindel		
	Hyperglykämie, Tokolyse		
Schwangerschaft	**1. Trimenon**	**2. Trimenon**	**3. Trimenon**
	✓	✓	✓
Stillzeit	im Notfall keine Einschränkung		
Praxistipp	Patienten mit bekanntem Asthma/COPD haben oftmals schon Salbutamol ohne Symptombesserung eingenommen. Bei diesen Patienten sollte direkt zusätzlich zum Salbutamol auch Ipratropiumbromid vernebelt werden. Beim kardialen Risikopatienten verschlechtert Ipratropiumbromid das Überleben.		

(Es-)Ketamin

esKETAmin
________ mg/ml

Handelsname		**Ketanest®, Ketanest® S**
Applikationsformen		1 Amp. à 2 ml = 100 mg Ketamin (50 mg/ml)
		1 Amp. à 5 ml = 50 mg Ketamin (10 mg/ml)
		1 Injektionsflasche à 20 ml = 100 mg Esketamin (5 mg/ml)
Verdünnungsvorschlag		möglichst auf 5 mg/ml verdünnen
Dosis		Angaben für Ketamin (Esketamin = ½ Dosis Ketamin)
		Analgesie: 0,25–1 mg/kg KG i.v.; 0,5–2 mg/kg KG i.m
		Narkoseeinleitung: 1–2 mg/kg KG i.v.; 4–6 mg/kg KG i.m.
Pharmakodynamik		Wirkung: Blockierung des NMDA-Rezeptors, Wirkung an Opioid- und GABA-Rezeptor
		Wirkeintritt: 30 sec–1 min (i.v.); 2–10 min (i.m.)
		Wirkdauer: 15 min (Narkose); 40–60 min (Analgesie)
		extrarenale Elimination (Q0): 100%
Indikationen		starke bis sehr starke Schmerzen
		Narkoseeinleitung
		Co-Medikation beim Status asthmaticus (nur Ketamin)
Kontraindikation		Tachykardie (HF > 140/min)
		frischer Herzinfarkt
Nebenwirkungen		**Atemdepression bei schneller Injektion**
		▶ Sauerstoffgabe, ggf. Beatmung
		Blutdruck- und Frequenzanstieg
		Halluzinationen
		▶ Midazolam (Dormicum®): 1–2 mg i.v., ggf. Dosistitration mit 1 mg alle 2 min bis max. Dosis 5 mg
Schwangerschaft		passiert die Plazenta und kann beim Neugeborenen zum Atemstillstand führen
Stillzeit		Für Ketamin existieren keine Daten zur Anwendung in der Stillzeit.
Praxistipp		Sowohl Ketamin als auch Esketamin können heftige Halluzinationen hervorrufen, sodass sich bei beiden Medikamenten die Co-Medikation mit einem Benzodiazepin (z.B. Midazolam) empfiehlt. Beim Status asthmaticus kann die Applikation von 10 mg Ketamin i.v. zu einer Bronchodilatation mit Verbesserung der Dyspnoe führen.

Lidocain

Lidocain 2%

________ mg/ml

Handelsname		**Xylocain®**
Applikationsformen		1 Amp. à 5 ml mit 2% = 100 mg Lidocain (20 mg/ml)
Verdünnungsvorschlag		pur
Dosis		Lokalanästhesie: 2 ml (40 mg) i.o.
		Kreislaufstillstand: 100 mg i.v.
Pharmakodynamik		Wirkung: Blockierung der spannungsabhängigen Natrium-Kanäle
		Wirkeintritt: 2–3 min
		Wirkdauer: 30 min–2 h
		extrarenale Elimination (Q0): 95%
Indikationen		Lokalanästhesie bei i.o. Zugang
		Kreislaufstillstand (als Ersatz für Amiodaron)
Kontraindikation		Bradykardie, AV-Block II. und III. Grades
		Hypotonie, dekompensierte Herzinsuffizienz
		Allergien gegen Lokalanästhetika vom Amid-Typ
Nebenwirkungen		**Bradykardie**
		▶ Atropin: 0,5 mg
		Hypotonie
		▶ Schocklage
		▶ Volumensubstitution: 500 ml VE-Lösung
		▶ Akrinor®: ½–1 Ampulle
		Schwindel
		Krampfanfall
		▶ Midazolam (Dormicum®): 5 mg i.v., ggf. Dosistitration mit 5 mg alle 2 min bis max. Dosis 15 mg
Schwangerschaft		1. Trimenon: (✓) · 2. Trimenon: (✓) · 3. Trimenon: (✓)
		Lidocain 2% ist für die Anwendung während der Schwangerschaft nicht zugelassen. Dennoch existieren gute Erfahrungswerte, die im Notfall einen Einsatz nach kritischer Abwägung der Vor- und Nachteile ermöglichen.
Stillzeit		im Notfall keine Einschränkung
Praxistipp		Zur Lokalanästhesie bei i.o. Zugängen empfiehlt sich die Gabe von 2 ml 2% Lidocain und das Abwarten der Anschlagszeit (30 Sekunden) vor dem Aufdilatieren des Knochenmarks. Als Warnzeichen einer akuten Intoxikation gelten: metallischer Geschmack und perorales Kribbeln.

Lorazepam

LORazepam
______ mg/ml

Handelsname		**Tavor®**
Applikationsformen		1 Plättchen Expidet = 1 oder 2,5 mg Lorazepam
		1 Amp. à 1 ml = 2 mg Lorazepam (2 mg/ml)
Verdünnungs-vorschlag		pur
Dosis		Erwachsene: 2–4 mg i.v.; 2,5 mg bukkal
		Kinder: 0,05 mg/kg KG i.v.
Pharmakodynamik		Wirkung: Verstärkung der GABA-ergen Wirkung
		Wirkeintritt: 1–4 min (i.v.); 10–30 min (bukkal)
		Wirkdauer: 5–9 h
		extrarenale Elimination (Q0): 100%
Indikationen		Status epilepticus
		(Fieber-)Krampfanfall
		Sedierung
		Erregungszustände
Kontraindikation		bekannte paradoxe Reaktion
		Schlafapnoe-Syndrom
Nebenwirkungen		**Vigilanzminderung**
		Atemdepression bis Apnoe
		▶ Sauerstoffgabe, ggf. Beatmung
		▶ ggf. Antagonisierung mit Flumazenil (Anexate): 0,2 mg
		Hypotonie
		▶ Schocklage
		▶ Volumensubstitution: 500 ml VE-Lösung
		▶ Akrinor®: ½–1 Ampulle
		Bradykardie
		▶ Atropin: 0,5 mg
Schwangerschaft		**1. Trimenon** (✓) · **2. Trimenon** (✓) · **3. Trimenon** (✓)
		strenge Indikationsstellung während der Schwangerschaft
Stillzeit		im Notfall keine Einschränkung
Praxistipp		Posttraumatische Belastungen lassen sich mit der Gabe von Benzodiazepinen nicht therapieren, sondern nur verschieben. Besonders die bukkale Darreichungsform eignet sich bei Patienten ohne i.v. Zugang.

Metamizol

Metamizol

________ mg/ml

Handelsname	**Novalgin®**
Applikationsformen	1 Amp. à 2 ml = 1 g Metamizol (0,5 g/ml)
	1 Amp. à 5 ml = 2,5 g Metamizol (0,5 g/ml)
Verdünnungsvorschlag	als Kurzinfusion (z.B. 100 ml NaCl)
Dosis	1–2 g als Kurzinfusion über 20 min i.v.
Pharmakodynamik	Wirkung: reversible Hemmung der peripheren und zentralen Cyclooxygenase (COX)
	Wirkeintritt: 20–30 min
	Wirkdauer: 4 h
	extrarenale Elimination (Q0): 100%
Indikationen	mittlere bis starke Schmerzen
	Fiebersenkung
Kontraindikation	bekanntes Asthma nach Analgetika-Einnahme (z.B. ASS)
	Allergie gegen Metamizol oder andere Analgetika (Diclofenac, Ibuprofen)
	Störungen der Knochenmarkfunktion (z.B. nach Zytostatikabehandlung)
	Glukose-6-Phosphat-Dehydrogenasemangel ▶ Hämolyse
	Schwangerschaft
Nebenwirkungen	**Agranulozytose, Thrombozytopenie**
	schwere allergische Reaktion/Anaphylaxie
	▶ Schocklage
	▶ Volumensubstitution: 500–1.000 ml VE-Lösung
	▶ Akrinor®: ½–1 Ampulle
	▶ ggf. Adrenalin: 10–20(–50) µg
	▶ Clemastin (Tavegil®): 2 mg o. Dimetinden (Fenistil®): 4 mg
	Asthmaanfall
	▶ Sauerstoffgabe
	▶ Salbutamol: 2 - 4 Phiolen (2,5 - 5 mg) inhalativ
	▶ Ipratropiumbromid (Atrovent®): 1 Phiole (0,5 mg) inhalativ
Schwangerschaft	**1. Trimenon**: ✕ · **2. Trimenon**: ✕ · **3. Trimenon**: ✕
Stillzeit	In der Stillzeit sollte die Anwendung von Paracetamol oder Ibuprofen bevorzugt werden. Die einmalige Gabe von Metamizol in der Stillzeit ist möglich.
Praxistipp	Da Metamizol sowohl analgetisch als auch spasmolytisch wirkt, kann es bei Koliken gut eingesetzt werden. Metamizol darf bei bekanntem Asthma nicht verwendet werden und sollte als Kurzinfusion immer über 20 Minuten laufen (keine direkte Gabe von Metamizol aus der Spritze).

METOCLOPRAMID

MetoCloPramid
________ mg/ml

Handelsname		**MCP®, Paspertin®**
Applikationsformen		1 Amp. à 2 ml = 10 mg Metoclopramid (5 mg/ml)
Verdünnungs-vorschlag		10 mg Metoclopramid auf 10 ml: 1 mg/ml
Dosis	♦	10 mg i.v. langsam über mindestens 3 min
Pharmakodynamik		Wirkung: Blockade der zentralen Dopamin-Rezeptoren
		Wirkeintritt: 5 – 10 min
		Wirkdauer: 4 – 5 h
		extrarenale Elimination (Q0): 30%
Indikationen	♦	starke Übelkeit und Erbrechen
Kontraindikation		Epilepsie
		Morbus Parkinson
		Ileus
Nebenwirkungen		**Bradykardie**
	♦	▶ Atropin: 0,5 mg
		Auslösung eines Parkinsonanfalls
		Vigilanzminderung
		Senkung der Krampfschwelle

Schwangerschaft	**1. Trimenon**	**2. Trimenon**	**3. Trimenon**
	✓	✓	✓

Stillzeit	im Notfall keine Einschränkung
Praxistipp	Die prokinetische Wirkung von Metoclopramid kann durch die gleichzeitige Gabe von anticholinerg wirkenden Substanzen (z.B. Dimenhydrinat) abgeschwächt werden. Aufgrund der beschleunigten Magenentleerung eignet sich MCP besonders bei alkoholbedingter Übelkeit.

Midazolam

Midazolam
_______ mg/ml

Handelsname	**Dormicum®**
Applikationsformen	1 Amp. à 5 ml = 5 mg Midazolam (1 mg/ml)
	1 Amp. à 3 ml = 15 mg Midazolam (5 mg/ml)
Verdünnungsvorschlag	5 mg/5-ml-Ampulle: pur
	15 mg/3-ml-Ampulle: 15 mg Midazolam auf 15 ml: 1 mg/ml
Dosis	Status epilepticus: 0,1 mg/kg KG i.v.; 0,2 mg/kg KG i.n.
	Narkoseeinleitung: 0,15–0,3 mg/kg KG i.v.
	Narkosefortführung: Boli à 3–5 mg
Pharmakodynamik	Wirkung: Verstärkung der GABA-ergen Wirkung
	Wirkeintritt: 1–2 min (i.v.); 2–4 min (i.n.)
	Wirkdauer: 45 min
	extrarenale Elimination (Q0): 100%
Indikationen	Status epilepticus
	(Fieber-)Krampfanfall
	Sedierung
	Erregungszustände
	Narkoseeinleitung
	Narkosefortführung
Kontraindikation	bekannte paradoxe Reaktion
	Schlafapnoe-Syndrom
Nebenwirkungen	**Vigilanzminderung**
	Atemdepression bis Apnoe
	▶ Sauerstoffgabe, ggf. Beatmung
	▶ ggf. Antagonisierung mit Flumazenil (Anexate): 0,2 mg
	Hypotonie
	▶ Schocklage
	▶ Volumensubstitution: 500 ml VE-Lösung
	▶ Akrinor®: ½–1 Ampulle
	Bradykardie
	▶ Atropin: 0,5 mg
Schwangerschaft	**1. Trimenon** (✓) / **2. Trimenon** (✓) / **3. Trimenon** (✓)
	strenge Indikationsstellung während der Schwangerschaft
Stillzeit	im Notfall keine Einschränkung
Praxistipp	Da Midazolam ein kurzwirksames Benzodiazepin ist, sind Patienten bereits nach ein bis zwei Stunden wieder neurologisch beurteilbar. Um bei nasaler Applikation einen ausreichenden Wirkspiegel zu erreichen, muss das konzentrierte Midazolam (15 mg/3 ml) verwendet werden. Beim Erwachsenen erfolgt die nasale Gabe von je 1 ml pro Nasenloch, bei Kindern von 0,2 mg/kg KG bis max. 10 mg, verteilt auf beide Nasenlöcher.

Morphin (BtM)

Morphin

______ mg/ml

Handelsname	MSI®
Applikationsformen	1 Amp. à 1 ml = 10 mg Morphin (10 mg/ml)
Verdünnungsvorschlag	10 mg Morphin auf 10 ml: 1 mg/ml
Dosis	Boli von 2–3 mg i.v.
Pharmakodynamik	Wirkung: Stimulation zentraler Opioid-Rezeptoren
	Wirkeintritt: ca. 5 - 10 min
	Wirkdauer: 3–5 h
	extrarenale Elimination (Q0): 90% (aktive Metabolite: 30%)
Indikationen	starke und stärkste Schmerzen
	akutes Koronarsyndrom (zur Analgesie)
Kontraindikation	Asthma bronchiale
Nebenwirkungen	**Vigilanzminderung**
	Atemdepression bis Apnoe
	▶ Sauerstoffgabe, ggf. Beatmung
	▶ ggf. Antagonisierung mit Naloxon (Narcanti®): 0,4 mg titriert
	Hypotonie
	▶ Schocklage
	▶ Volumensubstitution: 500 ml VE-Lösung
	▶ Akrinor®: ½–1 Ampulle
	Bradykardie
	▶ Atropin: 0,5 mg
	Übelkeit, Erbrechen
	▶ Dimenhydrinat (Vomex A®): ½ Ampulle i.v. + ½ Ampulle ad inf.
Schwangerschaft	**1. Trimenon**: (✓) · **2. Trimenon**: (✓) · **3. Trimenon**: (✓)
	strenge Indikationsstellung während der Schwangerschaft
Stillzeit	im Notfall keine Einschränkung
Praxistipp	Da Morphin eine sedierende Wirkung hat, kann es besonders bei älteren Patienten zu deutlichen Vigilanzminderungen führen. Hier empfiehlt sich eine vorsichtige Dosierung.

NALOXON

Naloxon
________ mg/ml

Handelsname		**Narcanti®**
Applikationsformen		1 Amp. à 1 ml = 0,4 mg Naloxon (0,4 mg/ml)
Verdünnungsvorschlag		0,4 mg Naloxon auf 4 ml: 0,1 mg/ml
Dosis		0,8 mg i.v. langsam titriert
		0,8 – 2 mg i.n. (pur)
		0,8 mg i.m. (pur)
Pharmakodynamik		Wirkung: kompetitive Antagonisierung der Opioid-Rezeptoren
		Wirkeintritt: 1 – 2 min
		Wirkdauer: 30 – 45 min, cave: Rebound
		extrarenale Elimination (Q0): 100%
Indikationen		Intoxikation mit Opiaten
Kontraindikation		keine
Nebenwirkungen		**kurze Wirkdauer ▶ Rebound-Phänomen**
Schwangerschaft		Für Naloxon existieren keine Daten zur Anwendung in der Schwangerschaft.
Stillzeit		Für Naloxon existieren keine Daten zur Anwendung in der Stillzeit.
Praxistipp		Bei schlechten Venenverhältnissen kann Naloxon sowohl i.m. als auch nasal verabreicht werden. Bei der nasalen Gabe wird pro Nasenloch eine Ampulle unverdünnt verabreicht. Aufgrund der vergleichsweise kurzen Wirkdauer müssen Patienten nach Antagonisierung überwacht werden, da es zu einem Rebound-Phänomen kommen kann.

Nitrate

GlycerolTriNitrat
________ mg/ml

Handelsname		**Nitrolingual®**
Applikationsformen		1 Sprühstoß = 0,4 mg Glyceroltrinitrat
Verdünnungsvorschlag		pur
Dosis		1 Hub (0,4 mg) sublingual
Pharmakodynamik		Wirkung: Vasodilatation durch Abgabe von Stickstoffmonoxid (NO)
		Wirkeintritt: 1–3 min
		Wirkdauer: 2–4 min
		extrarenale Elimination (Q0): 100%
Indikationen		Lungenödem
		akutes Koronarsyndrom (zur Analgesie)
		Blutdrucksenkung (bei begleitenden kardialen Symptomen)
Kontraindikation		Hypotonie
		Rechtsherzbelastung (pulmonale Hypertonie, COPD)
		Rechtsherzinfarkt
		Einnahme von PDE-5-Inhibitoren (Revatio®, Viagra®)
Nebenwirkungen		**Hypotonie**
		▶ Schocklage
		▶ Volumensubstitution: 500 ml VE-Lösung
		▶ Akrinor®: ½ – 1 Ampulle
		Reflextachykardie
		Synkope, Kopfschmerzen
Schwangerschaft		**1. Trimenon** ✓ · **2. Trimenon** ✓ · **3. Trimenon** ✓
Stillzeit		im Notfall keine Einschränkung
Praxistipp		Aufgrund der Nebenwirkungen und der Kontraindikationen sollte die Gabe von Nitraten gut abgewogen werden. Besonders bei der Anwendung zur Analgesie beim akuten Koronarsyndrom überwiegen oftmals die Nachteile, da eine Analgesie auch mit Morphin durchgeführt werden kann. Nitrate sind nicht für die Differenzierung der Angina pectoris vom Herzinfarkt zugelassen. Eine Verwendung zur Differenzierung der Angina pectoris vom Herzinfarkt stellt ebenso wie die Gabe bei der Hypertonie ohne kardiale Begleiterscheinungen einen Off-Label-Use dar und ist nicht zugelassen. Der aktuell am häufigsten eingenommene PDE-5-Inhibitor ist Revatio® zur Behandlung von pulmonaler Hypertonie.

Nitrendipin

Nitrendipin
_______ mg/ml

Handelsname		**Bayotensin® akut**
Applikationsformen		1 Phiole à 1 ml = 5 mg Nitrendipin
Verdünnungsvorschlag		pur
Dosis		1 Phiole (5 mg) p.o.
Pharmakodynamik		Wirkung: Vasodilatation durch Hemmung des Kalziumeinstroms
		Wirkeintritt: 20–30 min
		Wirkdauer: 12 h
		extrarenale Elimination (Q0): 33%
Indikationen		hypertensive Entgleisung
Kontraindikation		Hypotonie
		akutes Koronarsyndrom
		Herzinfarkt in den letzten vier Wochen
		dekompensierte Herzinsuffizienz
Nebenwirkungen		**Kopfschmerzen**
		Angina pectoris
		Hypotonie
		▶ Schocklage
		▶ Volumensubstitution: 500 ml VE-Lösung
		▶ Akrinor®: ½–1 Ampulle

Schwangerschaft	**1. Trimenon**	**2. Trimenon**	**3. Trimenon**
	×	×	×

Stillzeit	Für Nitrendipin existieren keine Daten zur Anwendung in der Stillzeit.
Praxistipp	Im Gegensatz zu den Nitraten besitzt Nitrendipin ein breites Anwendungsspektrum und kann ebenfalls bei noch nicht vorhandenem i.v. Zugang oral appliziert werden. Die Steuerbarkeit der Substanz ist eingeschränkt (mit der Gefahr einer unkalkulierbaren Wirkung), sodass ein Einsatz kritisch abgewogen werden muss.

Ondansetron

ONDANsetron
________ mg/ml

Handelsname	**Zofran®**
Applikationsformen	1 Amp. à 2 ml = 4 mg Ondansetron (2 mg/ml)
Verdünnungsvorschlag	pur
Dosis	4 mg i.v.
Pharmakodynamik	Wirkung: Blockade zentraler 5-HT3-Rezeptoren Wirkeintritt: 5–10 min Wirkdauer: 4–6 h extrarenale Elimination (Q0): >80%
Indikationen	starke Übelkeit und Erbrechen
Kontraindikation	gleichzeitige Anwendung von Apomorphin
Nebenwirkungen	Verlängerung der QT-Zeit ▶ bei Kammerflimmern Defibrillation
Schwangerschaft	**1. Trimenon** ✓ · **2. Trimenon** ✓ · **3. Trimenon** ✓
Stillzeit	im Notfall keine Einschränkung
Praxistipp	Aufgrund der guten therapeutischen Breite und der geringen Nebenwirkungen bzw. Kontraindikationen ist Ondansetron zunehmend auch in der Notfallmedizin zu finden. Vor allem die geringe sedative Wirkung macht es für den Einsatz bei Patienten mit neurologischen Symptomen attraktiv. Die Gabe sollte langsam über 1–2 Minuten erfolgen.

Paracetamol

Paracetamol

_________ mg

Handelsname	**Perfalgan®, Ben-u-ron®**		
Applikationsformen	1 Tablette = 500 mg Paracetamol		
	1 Flasche à 100 ml = 1.000 mg Paracetamol (10 mg/ml)		
Verdünnungsvorschlag	pur		
Dosis	500 – 1.000 mg p.o. oder i.v. über 15 min		
Pharmakodynamik	Wirkung: vermutlich Wechselwirkung mit dem Endocannabinoid- oder Serotoninsystem		
	Wirkeintritt: 5 – 10 min (i.v.); 30 min (p.o.)		
	Wirkdauer: 4 – 6 h		
	extrarenale Elimination (Q0): 100%		
Indikationen	leichte bis mittlere Schmerzen		
Kontraindikation	Leberinsuffizienz		
Nebenwirkungen	**Lebernekrose (ab 7 g/d)**		
	Hypotonie		
	▶ Schocklage		
	▶ Volumensubstitution: 500 ml VE-Lösung		
	▶ Akrinor®: ½ – 1 Ampulle		
Schwangerschaft	**1. Trimenon**	**2. Trimenon**	**3. Trimenon**
	✓	✓	✓
Stillzeit	im Notfall keine Einschränkung		
Praxistipp	Die Anwendung von Paracetamol in handelsüblichen Dosierungen ist sicher. 500 mg Paracetamol decken den Analgetika-Bedarf eines 50-kg-Patienten.		

Piritramid (BtM)

PIRItramid
______ mg/ml

Handelsname		**Dipidolor®**
Applikationsformen		1 Amp. à 2 ml = 15 mg Piritramid (7,5 mg/ml)
Verdünnungsvorschlag		15 mg Piritramid auf 15 ml: 1 mg/ml
Dosis		Boli von 3–5 mg i.v.
Pharmakodynamik		Wirkung: Stimulation zentraler Opioid-Rezeptoren
		Wirkeintritt: ca. 5 min
		Wirkdauer: 4–6 h
		extrarenale Elimination (Q0): 100%
Indikationen		starke und stärkste Schmerzen
Kontraindikation		keine
Nebenwirkungen		**Vigilanzminderung**
		Atemdepression bis Apnoe
		▶ Sauerstoffgabe, ggf. Beatmung
		▶ ggf. Antagonisierung mit Naloxon (Narcanti®): 0,4 mg titriert
		Hypotonie
		▶ Schocklage
		▶ Volumensubstitution: 500 ml VE-Lösung
		▶ Akrinor®: ½–1 Ampulle
		Bradykardie
		▶ Atropin: 0,5 mg
		Übelkeit, Erbrechen
		▶ Dimenhydrinat (Vomex A®): ½ Ampulle i.v. + ½ Ampulle ad inf.

	1. Trimenon	2. Trimenon	3. Trimenon
Schwangerschaft	✓	✓	(✓)
	strenge Indikationsstellung während der Schwangerschaft		
Stillzeit	im Notfall keine Einschränkung		
Praxistipp	Aufgrund des langsamen Anschlagens ist die atemdepressive Wirkung niedriger als bei anderen Opiaten. Nicht zugelassen, aber möglich ist die s.c. Gabe von Piritramid.		

Prednisolon

predniso**LON**
________ mg

Handelsname		**Solu-Decortin®, Urbason®**
Applikationsformen		1 Durchstechflasche = 250 mg Prednisolon
Verdünnungsvorschlag		pur
Dosis		Atemwegsobstruktion: 50 mg i.v.
		Anaphylaxie: 250 mg i.v.
Pharmakodynamik		Wirkung: Hemmung von entzündlichen Prozessen, Membranstabilisierung
		Wirkeintritt: 30 min
		Wirkdauer: 3 h
		extrarenale Elimination (Q0): 75%
Indikationen		Asthmaanfall
		allergische Reaktion/Anaphylaxie
		COPD
		Larynxödem
		Pseudokrupp
Kontraindikation		Überempfindlichkeit gegen Glukokortikoide
Nebenwirkungen		**Hypotonie**
		▶ Schocklage
		▶ Volumensubstitution: 500 ml VE-Lösung
		▶ Akrinor®: ½ – 1 Ampulle
		Hyperglykämie
Schwangerschaft		**1. Trimenon**: (✓) **2. Trimenon**: (✓) **3. Trimenon**: (✓)
		strenge Indikationsstellung während der Schwangerschaft
Stillzeit		im Notfall keine Einschränkung
Praxistipp		Aufgrund der langen Anschlagszeit sollte die Gabe von Prednisolon möglichst früh erfolgen.

Ranitidin

Ranitidin

_______ mg/ml

Handelsname	**Ranibeta®**
Applikationsformen	1 Amp. à 5 ml = 50 mg Ranitidin (10 mg/ml)
Verdünnungsvorschlag	pur
Dosis	50 mg langsam i.v. über mindestens 2 min
Pharmakodynamik	Wirkung: Blockade des H_2-Rezeptors
	Wirkeintritt: 30–60 min
	Wirkdauer: 6–8 h
	extrarenale Elimination (Q0): 30%
Indikationen	allergische Reaktion
Kontraindikation	keine
Nebenwirkungen	**Kopfschmerzen, Müdigkeit, Schwindel**
	Unruhe, Verwirrtheit, Halluzinationen
Schwangerschaft	**1. Trimenon:** ✓ **2. Trimenon:** ✓ **3. Trimenon:** ✓
Stillzeit	im Notfall keine Einschränkung
Praxistipp	H_2-Blocker sollten nur in Kombination mit H_1-Blockern gegeben werden. Bei fehlender H_1-Blockierung kann es zu einer Überreaktion des Histamins am H_1-Rezeptor und somit zu einer Verstärkung der allergischen Reaktion kommen.

REPROTEROL

Reproterol
________ mg/ml

Handelsname		**Bronchospasmin®**
Applikationsformen		1 Amp. à 1 ml = 0,09 mg Reproterol (0,09 mg/ml)
Verdünnungsvorschlag		0,09 mg Reproterol auf 9 ml: 0,01 mg/ml
Dosis		0,09 mg i.v. titriert
Pharmakodynamik		Wirkung: β_2-Sympathomimetikum
		Wirkeintritt: 30–60 sec
		Wirkdauer: 4–6 h
		extrarenale Elimination (Q0): 100%
Indikationen		Asthmaanfall
		exazerbierte COPD
Kontraindikation		Tachykardie (HF > 140/min)
		frischer Herzinfarkt
Nebenwirkungen		**Tachykardie, Arrhythmie**
		Tremor, Unruhe, Herzklopfen
		Übelkeit, Schwitzen, Schwindel
		Hyperglykämie, Tokolyse
Schwangerschaft		**1. Trimenon** ✓ / **2. Trimenon** ✓ / **3. Trimenon** ✓
Stillzeit		im Notfall keine Einschränkung
Praxistipp		Reproterol findet besonders beim therapierefraktären Asthma/COPD Anwendung, wenn die Gabe von Salbutamol oder Ipratropiumbromid zu keiner Besserung der Dyspnoe führt. Während die Anwendung von vernebelten Bronchodilatatoren zur Behandlung der akuten schweren und lebensbedrohlichen Dyspnoe die erste Wahl darstellt, gibt es bisher keine eindeutigen Hinweise für den Vorteil einer Anwendung von i.v. Bronchodilatatoren. Reproterol ist wehenhemmend.

Salbutamol

Salbutamol
________ mg/ml

Handelsname	**Salbutamol®**
Applikationsformen	1 Phiole à 2,5 ml = 1,25 mg Salbutamol
Verdünnungsvorschlag	pur
Dosis	2 - 4 Phiolen (2,5 - 5 mg) per Verneblermaske
Pharmakodynamik	Wirkung: inhalatives β_2-Sympathomimetikum
	Wirkeintritt: 5 - 15 min
	Wirkdauer: 3 – 4 h
	extrarenale Elimination (Q0): 80%
Indikationen	Asthmaanfall
	exazerbierte COPD
Kontraindikation	Tachykardie (HF > 140/min)
	frischer Herzinfarkt
Nebenwirkungen	**Tachykardie, Arrhythmie**
	Tremor, Unruhe, Herzklopfen
	Übelkeit, Schwitzen, Schwindel
	Hyperglykämie, Tokolyse
Schwangerschaft	**1. Trimenon** ✓ · **2. Trimenon** ✓ · **3. Trimenon** ✓
Stillzeit	im Notfall keine Einschränkung
Praxistipp	Patienten mit bekanntem Asthma/COPD haben oftmals schon ihr eigenes Salbutamol ohne Symptombesserung eingenommen. Bei diesen Patienten sollte direkt zusätzlich zum Salbutamol auch Ipratropiumbromid vernebelt werden. Eine Wehenhemmung (Tokolyse) ist mit Salbutamol möglich (Off-Label-Use).

Sauerstoff

Handelsname	**Med. Sauerstoff**
Applikationsformen	1 Druckgasflasche à 2 l mit 200 bar = 400 l Sauerstoff
Verdünnungsvorschlag	pur
Dosis	je nach Bedarf 2–10 l/min nasal/oral; Ziel-SpO_2: 94–98%
Pharmakodynamik	Wirkung: Erhöhung der Sauerstoffsättigung
	Wirkeintritt: 30 sec–1 min
	Wirkdauer: 2–4 min
	extrarenale Elimination (Q0): entfällt
Indikationen	Hypoxämie
	Präoxygenierung zur Narkoseeinleitung
Kontraindikation	$SpO_2 > 94\%$
Nebenwirkungen	**periphere Vasokonstriktion ▶ Steigerung des MAD um 10 mmHg**
	Verminderte Auswurfleistung des Ventrikels
	Radikalenbildung
	Atelektasenbildung
Schwangerschaft	Für Sauerstoff existieren keine Daten zur Anwendung in der Schwangerschaft.
Stillzeit	Für Sauerstoff existieren keine Daten zur Anwendung in der Stillzeit.
Praxistipp	Sauerstoff sollte nur dann angewendet werden, wenn er auch wirklich benötigt wird. Ein Überangebot führt zu Zellschäden.

Anhang

Abbildungsnachweis

Braunecker S, Danz M: Kap. 2 Abb. 1 (Vorlage); Kap. 4 Abb. 5.1 - 5.4

Bundesverband Ärztlicher Leiter Rettungsdienst: Kap. 1 Abb. 3

Danz M: Kap. 4 Abb. 11

Dommel J (JUH): Kap. 1 Abb. 1, 2, 4

German Resuscitation Council: Kap. 3 Abb. 2

Klicker-pixelio.de: Kap. 4 Abb. 12

Knacke P: Kap. 4 Abb. 2, 3, 9

ÖRK, Hechenberger M: Kap. 4 Abb. 6

ÖRK, Hesz M: Kap. 4 Abb. 8

Schnelle R: Kap. 4 Abb. 4

Schnitker S: Kap. 4 Abb. 10

Schwarz J (JUH): Kap. 4 Abb. 1, 5, 7

Wosczyna M: Kap. 2 Abb. 1 (grafischer Hintergrund), 2; Kap. 3 Abb. 11

Autoren

DR. MED. STEFAN BRAUNECKER
Facharzt für Anästhesie, Intensiv- und Notfallmedizin
Cardiothoracic Anaesthesia and Critical Care
St George's University Hospital
Blackshaw Road
London, SW17 0QT
United Kingdom

DR. MED. MATTHIAS DANZ
Facharzt für Anästhesie, Intensiv- und Notfallmedizin, Ärztliches Qualitätsmanagement
St. Martinus Hospital
Hospitalweg 6
57462 Olpe

Dank

Wir möchten uns bei den vielen Menschen bedanken, die uns während der Arbeit an diesem Projekt inspiriert und unterstützt haben. Dazu zählen vor allem unsere Familien und Freunde, die auf uns während der Erstellung dieses Buches oftmals verzichten mussten, aber stets den notwendigen Freiraum ermöglichten.

Herzlichen Dank an unsere Partnerinnen Katja Rücker und Bianca Hagebeuker, die unsere nächtelangen Schreibphasen ertragen haben und die uns mit ihrem Feedback immer wieder auf die rechte Bahn gebracht haben.

Gleichzeitig möchten wir uns bei allen Kollegen und Mitarbeitern bedanken, die uns mit ihrem Wissen und ihren Erfahrungen bei der Erstellung dieses Buches unterstützt haben. Ein besonderer Dank gilt unseren Kollegen im Rettungsdienst der Stadt Köln, der Stadt Leverkusen sowie im Kreis Olpe und im Rhein-Erft-Kreis.

Index

A

Acetaminophen 65
Acetylcholinrezeptoren 61
Acetylsalicylsäure (ASS) 42, 65, 106
Adrenalin 40, 47, 52, 54, 82, 107
Adrenalin (im Rahmen der Anaphylaxie) 51
Agonisten 38
Aktren® 119
Alkylphosphate 61
Amiodaron 40, 47, 108
Amtshaftung 24
Analgesie 64
Analgetika 64
Antagonisten 38, 54
Antiemetika 69
Antibiotikatherapie 95
Antihistaminika 52, 99
APLS 98, 99
Applikationsarten 34
A-Problem 81
Ärztlicher Leiter Rettungsdienst 20
Arztvorbehalt 17
Aspiration 85
Aspirationsrisiko 83
Aspisol® 106
Atemgeräusch 98
Atropin 47, 61, 109
Atrovent® 121
Aufklärung 29

B

Bayotensin® 130
Ben-u-ron® 132
Betäubungsmittel 26
Bioverfügbarkeit 33
Blutdosiskurve 33
Blutvolumen 97
Blutzuckerspiegel 57
B-Problem 86
Bronchodilatation 54
Bronchospasmin® 136
Buscopan® 88, 110
Butylscopolamin 64, 66, 110

C

Clearance 36
Clemastin 52, 111
Clopidogrel 90
Cordarex® 108
Cortison 82
C-Problem 78

D

Delegation 25
Diazepam 59, 112
Dimenhydrinat 69, 113
Dimetinden 52, 114
Dipidolor® 132
Diuretika 87
Dormicum® 126
Dosiswirkungskurve 37
D-Problem 94
Drogen 62

E

Elimination 35
Eliminationsfraktion, extrarenale 36
Enoxaparin 91
EpiPen® 52
Erbrechen 69
(Es-)Ketamin 64, 121

F

Fenistil® 114
Fentanyl® 64, 66, 85, 115
Fieberkrampf 97

First-pass-Effekt 33
Furosemid 44, 116

G

G5 117
G40 117
Glukose 57, 97, 117
Glyceroltrinitrat 90
Glykokalix 95

H

Haftung 22
Halbwertszeit 36
Heilkunde 15
Heilpraktikergesetz 25
Heparin 42, 91, 118
Herzerkrankung, hypertensive 87
Herzinfarkt 43
Herzinsuffizienz 44
Herzrhythmusstörungen 47
Histamin 52

I

Ibuprofen 64, 119
Infarkt 42
InfektoKrup® 99
Infusionslösungen, kolloidale 51
Infusionslösungen, kristalloide 51
Ipratropiumbromid 54, 55, 120

K

Ketamin 66, 67, 83, 85
Ketanest® 89, 121
Ketanest® S 121
Körperverletzung 84
Kortikosteroide 55
Krampfanfall 59
Kreislaufstillstand 40

L

Lasix® 116
Letalitätskurve 37
Lidocain 122
Lorazepam 59, 123
Lungenerkrankungen 54
Lungenödem 44, 47
Lyse 91

M

Magnesium 92
MCP® 125
Metamizol 64, 65, 88, 89, 124
Metoclopramid 70, 125
Midazolam 59, 67, 83, 89, 93, 126
Morphin 42, 64, 66, 85, 89, 127
MSI® 127
Muskarinrezeptor 55, 66

N

N-Acetyl-p-benzochinonimin (NAPQI) 65
Naloxon 61, 128
Narcanti® 128
Nierenfunktion 36
Nifedipin 95
Nitrate 42, 44, 49, 94, 129
Nitrendipin 49, 130
Nitrolingual® 129
Notfallsanitätergesetz 14
Notkompetenz 21
Notstand, rechtfertigender 18
Novalgin® 85, 124
Nurofen® 119

O

Ondansetron 70, 131
Opiate 88
Opioide 65

P

Paracetamol 64, 65, 132
Paspertin® 125
Perfalgan® 132
Perfusionsdruck, zerebraler 94
Pharmakodynamik 32

Pharmakokinetik 32
Piritramid 64, 66, 133
Prasugrel 91
Prednisolon 52, 54, 134
Pumpversagen 49
Pyramidenprozess 21

Q

Q-Null-Wert 36

R

Ranibeta® 135
Ranitidin 52, 135
Reanimation 16, 17, 40
Regelkompetenz 28
Reproterol 54, 93, 136
Resorption 35
Rezeptor 37

S

Salbutamol® 54, 137
Sauerstoff 42, 44, 138
Sauerstoffgabe 84
Schadensersatz 23
Sepsis 95
Solu-Decortin® 134
Sorgfaltswidrigkeit 28
Steroide 52
Suprarenin® 107

T

Tachykardie 49
Tavegil® 111
Tavor® 123
Theophyllin 93
therapeutische Breite 37
Ticagrelor 91

U

Übelkeit 69
Unversehrtheit, körperliche 16
Urapidil 94
Urbason® 134
Urtikaria 98

V

Valium® 112
Vasodilatation 52
Vernebelung 57
Verteilungsvolumen 35
Volumengabe 86
Vomex A® 113
Vorerkrankungen 83
Vorlast 44, 87
Vorlastsenkung 47

W

Wasserlöslichkeit 35
Wirkungen, unerwünschte 37
Wirkungsdauer 36

X

Xylocain® 122

Z

Zofran® 131